全国高等职业教育护理专业"十三五"规划教材

U0352606

急危重症护理技能实训

JIWEIZHONGZHENG HULI JINENG SHIXUN

主　编　李　茜　蒋露叶

副主编　陈洪毅　聂永梅　赵学成

编　者　（以姓氏笔画为序）

王青云　铜仁职业技术学院

田　静　铜仁职业技术学院

吕金星　铜仁职业技术学院

朱　艳　铜仁职业技术学院

刘大敏　铜仁职业技术学院

刘时花　铜仁职业技术学院

李　茜　铜仁职业技术学院

李惠子　铜仁职业技术学院

张　怡　铜仁职业技术学院

张玉丽　铜仁职业技术学院

张乐清　铜仁职业技术学院

陈洪毅　铜仁职业技术学院

罗　秋　铜仁职业技术学院

罗贤通　铜仁职业技术学院

赵学成　铜仁职业技术学院

聂永梅　铜仁职业技术学院

贾文虎　铜仁职业技术学院

蒋露叶　铜仁职业技术学院

华中科技大学出版社

http://www.hustp.com

中国·武汉

内 容 简 介

本书为全国高等职业教育护理专业"十三五"规划教材。

本书共两章,主要内容包括急诊护理技术和重症护理技术。本书使用了大量的图片,可以供学生自学参考,有利于学生掌握基本的护理方法,为临床实践打下良好的基础。

本书可作为全国高等职业院校教材使用,也可供临床护理工作者参考。

图书在版编目(CIP)数据

急危重症护理技能实训/李茜,蒋露叶主编. —武汉:华中科技大学出版社,2018.8
全国高等职业教育护理专业"十三五"规划教材
ISBN 978-7-5680-4526-1

Ⅰ. ①急… Ⅱ. ①李… ②蒋… Ⅲ. ①急性病-护理-高等职业教育-教材 ②险症-护理-高等职业教育-教材 Ⅳ. ①R472.2

中国版本图书馆 CIP 数据核字(2018)第 189627 号

急危重症护理技能实训　　　　　　　　　　　　　　　李　茜　蒋露叶　主编
Jiweizhongzheng Huli Jineng Shixun

策划编辑:余　雯
责任编辑:熊　彦
封面设计:原色设计
责任校对:阮　敏
责任监印:周治超
出版发行:华中科技大学出版社(中国·武汉)　　　电话:(027)81321913
　　　　　武汉市东湖新技术开发区华工科技园　　　邮编:430223
录　　排:华中科技大学惠友文印中心
印　　刷:武汉市籍缘印刷厂
开　　本:787mm×1092mm　1/16
印　　张:8.5
字　　数:218千字
版　　次:2018年8月第1版第1次印刷
定　　价:29.80元

　　《急危重症护理技能实训》是技能型紧缺人才(护理专业)培养实训教材之一,是指导学生从学校走向临床的重要参考书籍。

　　本书涵盖了急诊与重症监护两个重要学科的基础护理技术操作与设备使用和维护的基本内容。全书从专科患者评估入手,引导学生逐步认识和实践临床护理的各项技能,是学生从学校到医院临床实践的重要"桥梁"。

　　全书共分两章,对院前急救、检伤分类、急救的基本技术逐一进行介绍。其中,急诊护理技术部分,主要对现场抢救的常用技能进行论述;重症护理技术部分,主要对各系统疾病患者的监测与护理进行论述,而对常用护理技术则按照护理程序的基本方法进行了简要论述。全书使用了大量的图片,可以供学生自学参考,有利于学生掌握基本的护理方法,为临床实践打下良好的基础。

　　与此同时,在编写过程中,还本着使学生在本书的引导下尽快进入临床的原则进行编写,对规范临床护理操作、统一护理标准与流程可起到辅助作用。

　　在本书的编写过程中,承蒙编写组全体成员及其单位领导以及护理界同仁的大力支持和帮助,在此一并表示诚挚的谢意!

　　限于编者的能力和水平,加之时间仓促,书中难免有不足之处,敬请使用本书的师生、护理界同仁和其他读者批评、指正,以便修订时完善。

编　者

目　录

Contents

第一章　急诊护理技术

第一节　急诊评估技术

院前急救作为医疗和社会保障的重要组成部分,在急救医疗服务体系中占据非常重要的地位。院前急救最基本的目的是挽救生命,而危及生命的心脏停搏(cardiac arrest,CA)在急救工作中经常遇到,需立即施行院前心肺复苏。

一、院前急救的评估技术

当患者发病和呼救时,医护人员立即将医疗设备送到患者身边进行施救,然后安全护送患者至就近医院做进一步诊断和处理,这就是院前急救。

【目的】

1. 维持生命。

2. 防止伤情恶化。

3. 促进康复。

【评估】

1. 评估环境是否安全。

2. 评估患者的反应。

【计划】

1. 护士准备:着装整洁,洗手,戴口罩。

2. 物品准备。

(1)心电图机、心电监护仪、除颤仪、血糖仪、供氧装置、简易呼吸器、吸痰器、颈托、铲式担架、脊柱板、各种记录单。

(2)检查出诊器械的性能、药品的数量及失效期。

3. 环境准备:排除危险因素。

4. 辨识患者,如有患者家属在场,向家属解释院前急救的目的及过程,并取得同意。

【实施】

(一)现场评估与呼救

1. 病情评估。

1)初步评估:快速评估危重病情,包括对意识、气道、呼吸、循环等几方面进行评估。

（1）意识：拍打患者的双肩并呼叫，观察有无反应，如无反应判定为意识丧失。

（2）气道：使用仰头举颏法打开气道。疑有颈椎损伤时使用托颌法。如患者有反应但不能说话、咳嗽并出现呼吸困难，可能存在气道梗阻，必须立即查找原因（图1-1）。

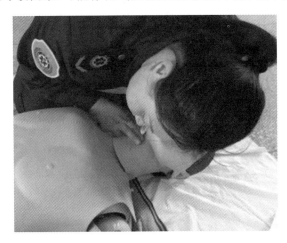

图 1-1　触摸颈动脉搏动、判断有无呼吸

（3）呼吸：检查者将自己的面颊部靠近患者的口鼻处，通过一看（胸廓有无起伏）、二听（有无呼吸音）、三感觉（有无气流冲击面颊的感觉）的方法来判断患者自主呼吸是否存在。如无正常呼吸应立即行人工呼吸。

（4）循环：触摸颈动脉搏动时间少于10 s。如无脉搏或检查不清者均开始30∶2循环式CPR，直至可以除颤。

2）进一步评估：在快速完成现场危重病情评估后，根据情况对患者的头部、颈部、脊柱、胸部、腹部、骨盆及四肢进行全身系统或有针对性的重点检查。

（1）头部体征：①口：口唇有无发绀、破损，有无因误服腐蚀性液体致口唇烧伤或色泽改变，口腔内有无呕吐物、血液、食物或脱落牙齿，如发现牙齿松脱或安装有义齿，要及时清除。经口呼吸者，观察呼吸的频率、幅度、有无呼吸阻力或异味。②鼻：鼻腔是否通畅，有无呼吸气流，有无血液或脑脊液自鼻孔流出，鼻腔是否完整或变形。③耳：耳郭有无异物、变形，有无液体流出。如有血液或脑脊流出，则提示有颅底骨折。另外，还要检查听力。④眼：观察眼球表面及晶状体有无出血或充血，视物是否清楚等。⑤面部：面部是否苍白或潮红，额部有无出汗。⑥头颅：注意头颅大小、外形，头皮有无外伤。

（2）颈部体征：观察颈部外形与活动，有无损伤、出血、血肿，有无颈项强直，颈后部有无压痛，通过触摸感受颈动脉的强弱，注意有无颈椎损伤，观察气管是否居中。

（3）脊柱体征：主要是针对创伤患者，在未确定是否存在脊柱损伤的情况下，切不可盲目搬动患者。检查时，用手平伸向患者后背，自上向下触摸，检查有无肿胀或形状异常。

（4）胸部体征：检查锁骨有无异常隆起或变形，在其上稍施加压力，观察有无压痛，以确定有无骨折并定位。检查胸部有无创伤、出血或畸形，吸气时胸廓起伏是否对称。另外，通过双手轻轻在胸部两侧施加压力，检查有无肋骨骨折。

（5）腹部体征：观察腹部外形有无膨隆、凹陷，腹式呼吸运动情况，以及有无创伤、出血；腹部有无压痛或肌肉紧张等。确定可能损伤的脏器及其范围。

（6）骨盆体征：可以通过将双手分别放在患者髋部两侧轻轻施加压力，检查有无疼痛或骨折存在。另外,还要观察外生殖器有无损伤。

(7)四肢体征:①上肢:检查上臂、前臂及手部有无形态异常、肿胀或压痛。如患者神志清醒,能配合体检,可以让患者自己活动手指及前臂;检查推力及皮肤感觉,并注意肢端、甲床血液循环。②下肢:用双手在患者双下肢同时进行检查,两侧相互对照,看有无变形或肿胀。但注意不能随意抬起患者双脚,以免加重创伤。

2.紧急呼救。经过现场快速评估和病情判断后,立即对危重症患者进行现场救护,同时及时向专业急救机构、医疗部门或社区卫生服务中心报告求救。

(1)救护启动:即早期呼救,启动急诊医疗服务系统。根据患者所处的位置和病情,指令就近的急救中心或医疗部门去救护患者(图1-2)。

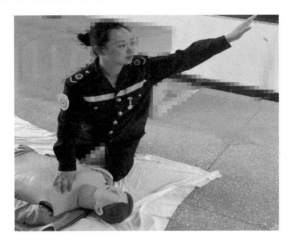

图 1-2　早期呼救

(2)电话呼救:"120"是我国大陆地区统一的医疗急救电话号码。如果现场目击者只有一人,对心搏骤停患者应先进行心肺复苏,2 min后再尽快拨打电话呼救;如果现场有多人,呼救与抢救可同时进行。

(二)现场救护

1.检伤分类。在检伤中本着边检伤、边分类、边抢救的原则,尽量少移动或不移动患者。在成批患者出现时,应进行现场分类,按不同病情进行患者的快速分流,使其及时得到后续救治与处理。按伤情不同可分为危重伤、中重伤、轻伤和死亡四类,分别用红、黄、绿和黑四种颜色的伤情分类卡标记(图1-3、图1-4)。

(1)危重伤(红色标记):此类患者随时有生命危险,如窒息、大出血、严重中毒、休克及心室颤动等。经现场急救、维持生命措施后,生命体征稍趋稳定可分流到附近有条件的医院。

(2)中重伤(黄色标记):此类患者病情介于轻伤与危重伤之间,只要短时间内得到及时处理,一般不会危及生命,否则伤情很快就会恶化。经对症应急处理后可分流到附近有条件的医院。

(3)轻伤(绿色标记):此类患者病情较轻,意识清醒,对检查能积极配合,反应也灵敏,血压、呼吸和脉搏等基本生命体征正常,如一般挫伤或擦伤。经一般对症处理后可分流到住处或暂住点,或到社区卫生站点。

(4)死亡(黑色标记):此类患者意识丧失、颈动脉搏动消失、心跳呼吸停止、瞳孔散大、已死亡。应做好善后与遗体处理。

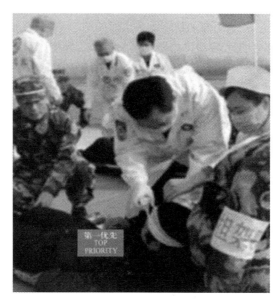

图 1-3 伤情分类

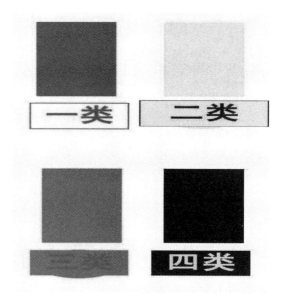

图 1-4 检伤分类卡

2. 现场救护要点。

（1）协助患者取合适的体位：对意识丧失者，应将其头偏向一侧，防止舌后坠或呕吐物等阻塞气道（呼吸道）引起窒息。对需行心肺复苏者，在其身体下垫硬木板，打开气道，应取去枕平卧位，头向后仰，以利于行人工呼吸。对于一般危重患者，根据病情取舒适体位，如屈膝侧卧位、半卧位、平卧位、半坐位等，同时注意保暖。

（2）保持气道通畅：将患者头偏向一侧，术者右手拇指与食指捏住患者下颌，打开口腔，左手食指缠上纱布伸入口腔，将口腔内异物清除。如遇心搏骤停的患者，因其全身肌肉松弛，口腔内的舌肌也松弛后坠而阻塞气道，采用打开气道的方法，可使阻塞气道的舌根上提，使气道通畅。

（3）维持呼吸系统功能：对呼吸停止者，建立人工气道，行人工呼吸。对缺氧者及时给予氧气吸入。对开放性气胸者，应协助医生进行迅速有效的处理。

（4）维持循环系统功能：对心搏骤停的患者，配合医生立即行胸外心脏按压，以建立有效循环，促进自主循环的恢复，保护重要组织器官的功能，维持生命。如条件允许，应尽早行电除颤、心电监护及药物治疗。

（5）建立有效的静脉通路：对急危重症患者应迅速建立静脉通路，静脉通路最好采用静脉留置针，这样可保证快速输入药物、维持有效循环血量和保证治疗药物及时进入体内，而且在患者躁动、体位改变和转运途中均不易刺穿血管。

（6）对症救护措施：对症进行止血、止痉、止痛、止吐处理。

（三）转运与途中监护

通过现场救护，应尽快将患者转运到医院，使患者得到专科的治疗及护理。担架、救护车、列车、轮船或快艇是我国使用较广泛的运输工具，我国某些城市已开展了空中运输与急救。在转运过程中应随时观察和监测患者的呼吸、体温、脉搏、血压等生命体征以及意识状态、面色变化、出血等情况。对使用心电监护仪的患者进行持续心电监测，一旦病情突变，应在途中进行紧急救护。做好抢救、观察、监护等有关医疗文件的记录，并做好患者的交接工作。

二、急诊分诊技术

急诊分诊是根据疾病的严重程度、治疗的优先原则合理利用急诊资源对急诊患者进行快速分类的过程。

【目的】

1. 安排就诊顺序，优先处理危重症，提高抢救成功率。

2. 分流患者，安排适当的就诊区域。

3. 提高工作效率，提高患者的满意度。

【评估】

1. 评估患者的气道、呼吸、循环、意识状态等，如皮肤黏膜色泽、创伤的部位及程度。

2. 评估患者的一般情况、主诉、现病史与既往史。

3. 评估患者的生命体征及体检情况。

【计划】

1. 护士准备：着装整洁，洗手，戴口罩。

2. 物品准备：体温计、血压计、血糖检测仪、心电监护仪、手电筒、压舌板和电话、呼叫器等设备，以及轮椅、平车等转运工具。

【实施】

1. 护士接诊，必要时与"120"交接。

2. 收集患者病史资料及信息，了解患者发病情况。

3. 查看患者面色、神志、伤口等。

4. 测量生命体征并记录。

5. 进行病情分级。

6. 依据病情分级安排就诊区域。

7. 记录就诊时间。

【评价】

1. 病情分级准确,分区就诊正确。

2. 分诊及时、迅速。

3. 记录项目齐全、清晰、准确。

【健康教育】

1. 告知护士详细记录患者生命体征,密切观察候诊区患者的病情变化。

2. 告知护士遇成批需要抢救的患者应立即上报,并启动应急预案,同时做好检伤分类工作。

3. 告知护士遇传染性疾病应安排隔离诊治。

【注意事项】

1. 遇危重患者应立即开启绿色通道,先抢救,后补办手续。

2. 遇"三无"人员及就诊过程中突发意外的患者,应立即上报并实施相应的救治措施。

三、急诊患者病情分级原则

对急诊患者进行分级能够更合理、更高效地对患者进行分流,合理运用急诊医疗资源,使患者在合适的时间去合适的区域得到恰当的救治。

(一)分级依据

1. 急诊患者病情的严重程度。决定患者就诊及处置的优先顺序。

2. 急诊患者占用急诊医疗资源多少。急诊患者病情分级不仅仅是给患者排序,而是要分流患者,要考虑到安置患者需要哪些急诊医疗资源,使患者在合适的时间去合适的区域获得恰当的诊疗。

(二)分级原则

根据患者病情评估结果进行分级,共分为四级,详见表1-1。

表1-1 急诊患者病情分级

级　　别	病情严重程度	标　　准
		需要急诊医疗资源数量
1级	濒危患者	—
2级	危重患者	—
3级	急症患者	≥2个
4级	非急症患者	0~1个

注:"需要急诊医疗资源数量"是急诊患者病情分级补充依据,如临床判断患者为"非急症患者",但患者病情复杂,需要占用2个或2个以上急诊医疗资源,则患者病情分级定为3级。即3级患者包括急症患者和需要急诊医疗资源≥2个的"非急症患者";4级患者指"非急症患者",所需急诊医疗资源≤1个。

1. 1级:濒危患者。

病情可能随时危及患者生命,需立即采取挽救生命的干预措施,急诊科应合理分配人力和医疗资源进行抢救。

临床上出现下列情况要考虑为濒危患者:气管插管患者,无呼吸、无脉搏患者,急性意识障碍患者,以及其他需要采取挽救生命干预措施的患者,这类患者应立即送入急诊抢救室。

2. 2级:危重患者。

病情有可能在短时间内进展至1级,或可能导致严重伤残者,应尽快安排接诊,并给予患者相应的处置及治疗。

患者来诊时呼吸及循环状况尚稳定,但其症状的严重性需要很早就引起重视,患者有可能发展为1级,如急性意识模糊、定向力障碍、复合伤、心绞痛等。急诊科需要立即给这类患者提供平车和必要的监护设备。严重影响患者自身舒适感的主诉,如严重疼痛,也属于该级别。

3. 3级:急症患者。

患者目前明确没有在短时间内危及生命或严重致残的征象,应在一定的时间段内安排患者就诊。

患者病情进展为严重疾病和出现严重并发症的可能性很小,也无严重影响患者舒适性的不适,但需要急诊处理缓解患者症状。在留观和候诊过程中出现生命体征异常者,病情分级应考虑上调一级。

4. 4级:非急症患者。

患者目前没有急性发病症状,无或很少有不适主诉,且临床判断需要很少的急诊医疗资源(表1-2)的患者。如需要急诊医疗资源2个,病情分级上调一级,定为3级。

表 1-2　生命体征异常参考指标(急诊病情分级用)

项　目	<3 个月	3 个月～3 岁			3～8 岁	>8 岁
		2～6 个月	6 个月～1 岁	1～3 岁		
心率/(次/分)	>180	>160			>140	>120
	<100	<90	<80	<70	<60	<60
呼吸/(次/分)	>50	>40			>30	>20
	<30	<25			<20	<14
收缩压/mmHg	>85	>90＋年龄×2				>140
	<65	<70＋年龄×2				<90
指测脉搏血氧饱和度	<92%					

注:①评估小儿呼吸时尤其要注意呼吸节律;②评估小儿循环时须测毛细血管充盈时间和观察发绀情况,评估病情时血压值仅为参考指标,有无靶器官损害是关键,血压升高合并靶器官损害,则病情分级上调一级;成人单纯血压升高(无明显靶器官损害证据)时,若收缩压大于 180 mmHg(1 mmHg＝133.322 Pa),则病情分级上调一级;要重视低血压问题,收缩压低于低限者,病情分级均应上调一级。

(三) 分级流程

结合国际分类标准以及我国大中型城市综合医院急诊医学科现状,拟根据病情危重程度判断患者需要急诊资源的情况,将急诊医学科从功能结构上分为"三区",将患者的病情分为"四级",简称"三区四级"分类。

从空间布局上将急诊诊治区域分为三大区域:红区、黄区和绿区。

1. 红区:抢救监护区,适用于1级和2级患者处置,快速评估和初始化稳定。

2. 黄区:密切观察诊疗区,适用于3级患者,原则上按照时间顺序处置患者,当出现病情变化或分诊护士认为有必要时可考虑提前应诊,病情恶化的患者应被立即送入红区。

3. 绿区:即4级患者诊疗区。

(陈洪毅编,李茜审)

第二节　有效循环的恢复技术

有效循环的恢复技术包括心肺复苏术和体外除颤术。

一、心肺复苏术

心搏骤停一旦发生,如得不到即刻、及时地抢救复苏,6 min后会造成患者脑和其他身体重要器官组织的不可逆的损害,因此心搏骤停后的心肺复苏(cardiopulmonary resuscitation,CPR)必须在现场立即进行。

【目的】

恢复猝死患者的自主循环、自主呼吸和意识,最终实现脑复苏。

【评估】

1. 患者意识突然丧失、大动脉搏动消失、呼吸停止、瞳孔散大固定。

2. 心电图:室颤、无脉室速等。

3. 评估环境是否安全。

【计划】

1. 护士准备:着装整洁,洗手,戴口罩。

2. 物品准备:按压板、脚凳、手电筒、血压计、听诊器、简易呼吸器、吸氧管、洗手液、除颤仪、导电糊(也可用生理盐水纱布代替)、特护记录单、急救车、呼吸机、临时起搏器等。

3. 环境准备:大房间,用屏风遮挡,患者家属离开抢救现场。

4. 核对医嘱,携用物至患者床旁。

5. 辨识患者,向患者家属解释实施心肺复苏术的目的及过程,并取得同意。

【实施】

1. 成人心肺复苏术。

1)大声呼叫患者:双手轻拍患者双肩判断患者意识状态(图1-5),若其意识丧失,报告"患者意识丧失,开始抢救",立即计时,大声呼叫其他医护人员"快来人抢救",同时判断患者是否有呼吸或能不能正常呼吸(仅仅是喘息),准备除颤仪。

2)患者取平卧位,撤去枕头和被子,撤去床挡,暴露胸部并松开裤带,垫按压板(图1-6)。

3)判断颈动脉搏动,计时少于10 s,食指和中指并拢,沿患者的气管纵向滑行至喉结处,在旁开2~3 cm处停顿,触摸颈动脉搏动(图1-7)。如果触摸不到颈动脉搏动,立即开始胸外

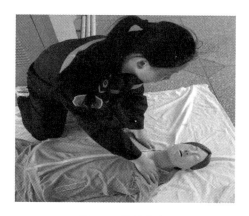

图 1-5　轻拍患者

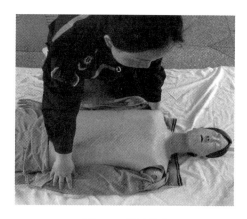

图 1-6　暴露胸廓

按压(图 1-8)。

4)立即行连续胸外按压 30 次,再给予人工呼吸。

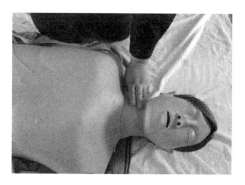

图 1-7　触摸颈动脉搏动

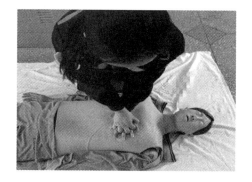

图 1-8　胸外按压

(1)按压部位:胸骨下段,胸廓正中,两乳头连线的中点。

(2)按压方法:双手重叠,一手掌根与胸廓接触,肘关节伸直,用身体重力垂直下压,使患者胸骨下陷 5~6 cm,频率为 100 次/分,按压与放松次数比为 1:1。

(3)按压深度:胸骨下陷至少 5 cm。

(4)按压频率:每分钟至少 100 次。

5)清除口鼻腔内分泌物(图 1-9),取出活动义齿,采用仰头举颏法打开气道(图 1-10)。

6)用简易呼吸器面罩给氧(图 1-11)或口对口人工呼吸 2 次,E-C 手法固定,同时观察患者胸廓有无起伏,成人频率为 10~12 次/分。

7)人工呼吸与胸外按压次数比为 2:30。

8)除颤仪到达后,立即用除颤仪示波,如为室颤或无脉性室速立即采用电除颤(具体操作见除颤仪的操作流程),除颤后立即行心肺复苏。

9)5 个循环后,再次判断患者呼吸及颈动脉搏动。

10)如患者颈动脉搏动恢复,继续评估患者的血压、呼吸、瞳孔、末梢循环等情况,保持呼吸及循环稳定。

11)恢复舒适体位,安装床头和床挡,整理床单位,安慰患者,继续提供高级生命支持。洗手。记录抢救时间及具体抢救措施、用药情况及患者的病情变化。

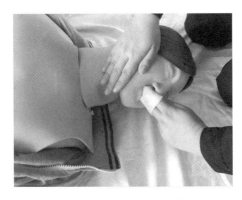

图 1-9   清理呼吸道(气道)

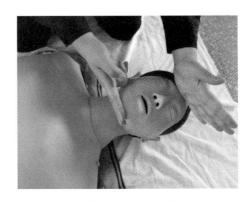

图 1-10   打开气道

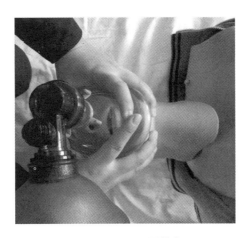

图 1-11   面罩给氧

2. 婴幼儿心肺复苏术。

1）检查反应及呼吸,轻拍幼儿双肩,并大声呼叫:"宝宝!宝宝!"。对于婴儿,轻拍足底(图 1-12)。如患儿无反应,快速检查是否有呼吸。如没有自主呼吸,或呼吸不正常,须大声呼救,并准备开始进行心肺复苏,准备除颤仪。

2）患儿取平卧位,撤去枕头和被子,撤去床挡,暴露胸部并松开裤带,垫按压板。

3）触摸脉搏(婴儿肱动脉、颈动脉或股动脉(图 1-13)),如 10 s 内无法确认触摸到脉搏,或脉搏明显缓慢(60 次/分),立即开始胸外按压。

4）立即行连续胸外按压。单手胸外按压 30 次(单人施救者)(图 1-14)或双手胸外按压 15次(两名医务人员为婴儿和儿童进行复苏)(图 1-15),再给予人工呼吸。

（1）按压部位:两乳头连线中点下方。

（2）按压方法:婴幼儿胸外按压时,拇指置于胸骨下 1/2 处。

（3）按压深度:至少为胸部前后径的 1/3(婴儿为 2.5~4 cm,儿童为 3~5 cm)。

（4）按压频率:140 次/分(每次胸廓充分回弹)。

（5）按压与人工呼吸次数比:单人为 30:2,双人为 15:2。

5）采用仰头举颏法打开气道,清除口鼻腔内分泌物。怀疑可能存在头部或颈部外伤的患儿,可采用仰头举颏法打开气道。采用推举下颌法(图 1-16)无法有效打开气道时,可使用仰头抬颈法(图 1-17)。

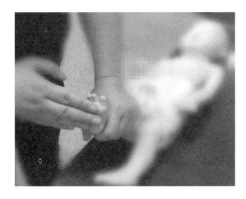

图 1-12　轻拍足底

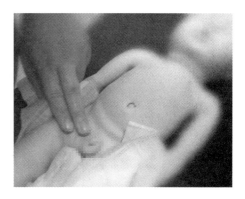

图 1-13　触摸动脉

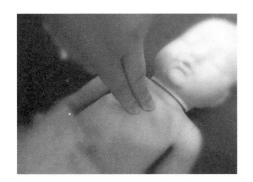

图 1-14　单手胸外按压

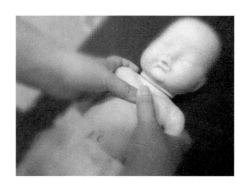

图 1-15　双手胸外按压

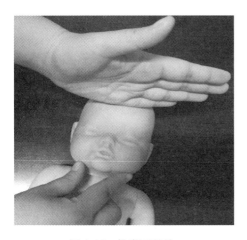

图 1-16　推举下颌法

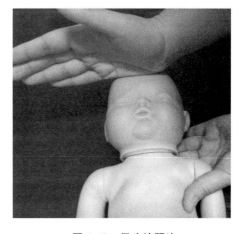

图 1-17　仰头抬颈法

6）用简易呼吸器面罩给氧（图 1-18）或口对口人工呼吸 2 次，E-C 手法固定，同时观察胸廓有无起伏，患儿频率为 12～20 次/分。

7）除颤仪到达后，立即用除颤仪示波，如为室颤或无脉性室速立即采用电除颤（具体操作见除颤仪的操作流程），除颤后立即行心肺复苏。

8）5 个循环后，再次判断患儿呼吸及颈动脉搏动。

9）如患儿颈动脉搏动恢复，继续评估患儿的血压、呼吸、瞳孔、末梢循环等情况，保持呼吸及循环稳定。

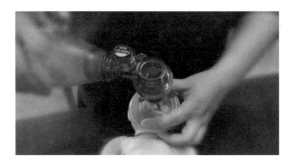

图 1-18　面罩给氧

10)恢复舒适体位,安装床头和床挡,整理床单位,安慰患儿,继续提供高级生命支持。洗手。记录抢救时间及具体抢救措施、用药情况及患儿的病情变化。

【评价】

1. 患者及患儿大动脉搏动可触及。

2. 心跳恢复。

3. 自主呼吸恢复。

4. 瞳孔由大变小。

5. 面色转为红润。

6. 神志恢复。

【健康教育】

1. 指导患者及患儿家属掌握 5 个生存链:早期识别、早期求救、早期电除颤、早期救治以及心搏骤停后的救治。

2. 教会患者及患儿家属使用床旁呼叫装置:一旦发生不适,立即呼叫医护人员。

【注意事项】

1. 成人。

(1) 人工呼吸和胸外按压应同时进行(可单人或双人同时进行),按压与人工呼吸次数比在单人或双人抢救时均为 30∶2。

(2) 胸外按压的部位不宜过低,以免损伤肝、脾、胃等内脏。按压的力量要适宜,如过猛、过大会使胸骨骨折和并发气胸、血胸;如按压过轻,形成的胸腔压力过小,将不足以推动血液循环。

(3) 人工呼吸气量不宜过大(不应超过 1200 mL),吹入时间不宜过长,以免发生急性胃扩张。吹气过程中要注意观察患者气道是否通畅,胸廓是否抬起。

2. 婴幼儿。

(1) 人工通气时,避免过度通气,仅需要使胸廓抬起的最小潮气量即可。

(2) 婴儿为 0～1 岁,幼儿为 1～8 岁。

(3) 对于婴儿,应首选使用手动除颤仪而不是自动体外除颤器进行除颤。如果没有手动除颤仪,则优先使用装有儿科剂量衰减器的自动体外除颤器。如果两者都没有,可以使用不带儿科剂量衰减器的自动体外除颤器。

3. 若经过约 30 min 的心肺复苏抢救,不出现上述复苏的表现,预示心肺复苏失败。若有脉搏、收缩压保持在 60 mmHg 以上,瞳孔处于收缩状态,应继续进行心肺复苏抢救。如患儿深度意识不清,缺乏自主呼吸,瞳孔散大固定,表明脑死亡。心肺复苏持续 1 h 之后,心电活动不恢复,表明心脏死亡。患者出现尸斑时,可放弃心肺复苏抢救。

二、体外除颤术

体外除颤术是指采用除颤仪释放一定量的脉冲电流经胸壁作用于心脏,用于转复心室颤动的一种方法,临床常称为非同步电除颤。

【目的】

1. 纠正恶性心律失常。

2. 恢复心脏有效循环。

【评估】

1. 评估患者是否适合应用非同步电除颤,是否出现心室颤动。

2. 评估患者是否出现室速(全称室性心动过速)。

3. 评估环境是否安全、安静,可适当采用遮蔽措施。

【计划】

1. 护士准备:着装整洁,洗手,戴口罩。

2. 物品准备:除颤仪等。

3. 检查除颤仪(图1-19)性能,电量是否充足,导线有无打折,自检是否成功,是否默认为非同步状态。

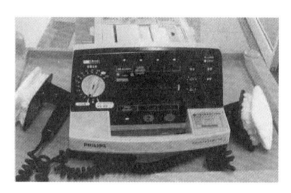

图1-19 SCP922型除颤仪

4. 备好导电糊(也可使用生理盐水代替),电极片预先包裹5~6层纱布。

5. 备好特护记录单。

6. 备好其他抢救物品,配备急救车、呼吸机、临时起搏器。

【实施】

1. 判断意识。推除颤仪至患者床旁,大声呼叫患者,判断患者意识状态(图1-20)。若其意识丧失,报告:"患者意识丧失,立即给予电除颤"。同时,大声呼叫其他医护人员:"快来人抢救",看抢救时间。

2. 摆放体位。患者取平卧位,撤去被子,解开衣扣,撤去床挡(图1-21)。

3. 打开除颤仪电源,拿起手柄涂导电糊或蘸生理盐水。

4. 旋转能量选择按钮,选择双向电流200 J(图1-22)。

5. 右手拇指按下所持电极片手柄上的充电键。

6. 左手柄放至右锁骨中线右缘第二肋间,右手柄放至心尖部腋中线(图1-23)。

7. 提醒其他人员勿靠近病床,双手拇指同时按下两电极片手柄上的放电键放电。

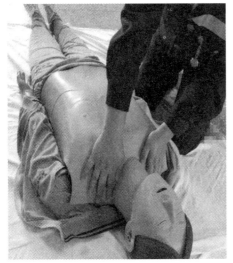

图 1-20　判断意识

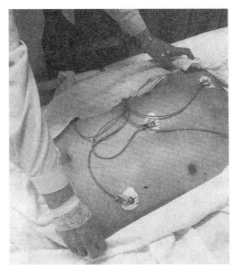

图 1-21　摆放体位

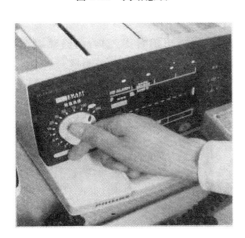

图 1-22　选择能量

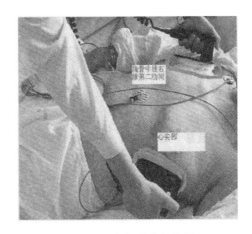

图 1-23　电极片放置位置

8. 除颤完毕,观察心电示波是否转复,报告:"心电示波转为窦性心律,除颤成功"。记录时间。

9. 做好护理记录,详细记录抢救过程,包括患者意识状态、生命体征、心律转复情况。

10. 关闭除颤仪电源。清洁患者皮肤,整理床单位,洗手。整理好除颤仪备用。

【评价】

1. 患者心律是否转复,如未成功,继续胸外按压同时再次除颤。

2. 患者心律恢复后,如意识仍未恢复,继续进行高级生命支持,抢救患者生命。

3. 患者皮肤无烧灼、无破损。

【健康教育】

1. 向患者解释心律失常的危险。

2. 告知患者心律失常常见诱因及如何预防心律失常的并发症。

3. 指导患者使用床旁呼叫装置,一旦发生头晕等不适,立即呼叫医护人员。

【注意事项】

1. 除颤的部位要准确,通常选在右锁骨中线第二肋间(心底部),左锁骨中线第四肋间平腋中线(心尖部)。

2.除颤时避开贴电极片的位置、皮肤破溃处、永久起搏器植入部位等。

3.放置电极片时,两电极片距离 10 cm 以上。

4.断开与患者相连的其他仪器设备,如心电图机。

5.操作者及有关人员避免与患者的床接触,以免被电击。

第三节　人工气道的建立技术

人工气道是指为保证气道通畅,在生理气道与空气或其他气源之间建立的有效连接通道。人工气道的建立技术包括口咽通气道放置技术、鼻咽通气道放置技术、喉罩放置技术、气管插管术、环甲膜穿刺术和环甲膜切开术。

一、口咽通气道放置技术

口咽通气道又称口咽导气管或口咽通气管,为一种非气管导管性通气管道,是最简单、有效且经济的通气辅助物。

【目的】

1.减轻肌肉松弛后舌对软腭或软腭对后咽造成的阻塞。

2.保持气道通畅。

【评估】

1.评估患者是否存在舌后坠导致的上呼吸道阻塞。

2.评估患者是否存在牙关紧闭、有舌咬伤的潜在危险。

3.评估患者有无义齿。

【计划】

1.护士准备:着装整洁,洗手,戴口罩。

2.物品准备:成人或儿童型号的口咽通气道、压舌板、手电筒、吸引器、胶布、洗手液、护理记录单等。

3.环境准备:房间内光线较好,床旁备有吸痰用物。

4.核对医嘱,携用物至患者床旁。

5.辨识患者,向患者家属解释放置口咽通气道的目的及过程,并取得同意。

【实施】

1.通过测量从患者嘴角到下颌骨的长度来选择合适的口咽通气道(图 1-24)。将口咽通气道放置在患者脸颊旁。

2.用压舌板、手电筒检查患者口腔黏膜及有无义齿。

3.清除口腔内异物(图 1-25),若痰液较多,给予充分吸引。

4.先将口咽通气道反向插入(凹面指向头侧)(图 1-26),直到无法继续前进,然后将口咽通气道旋转 180°,使凸面朝向头侧,沿着舌部的曲线继续向内推进,直到完全插入(图 1-27)。

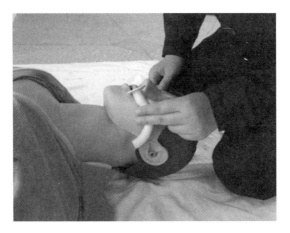

图1-24　选择型号

5.若患者往外吐管,可给予胶布固定。

6.洗手,记录放置过程是否顺畅,有无黏膜出血等现象以及病情变化。

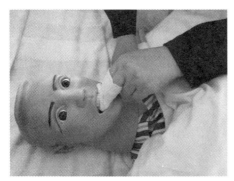

图1-25　清理口腔

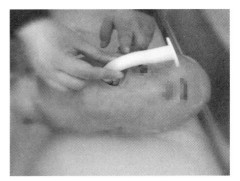

图1-26　反向插入

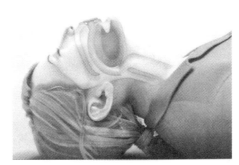

图1-27　完全插入

【评价】

1.放置位置正确。

2.气道通气改善。

3.牙关紧闭解除。

【健康教育】

1.告知患者放置口咽通气道的必要性。

2.向患者及家属宣教应保护及清洁口腔黏膜,避免发生黏膜损伤及感染。

【注意事项】

1. 具有完整气道反射的清醒或半昏迷患者对于口咽通气道缺乏良好的耐受性。

2. 在放置口咽通气道前要清理口咽部异物。

二、鼻咽通气道放置技术

鼻咽通气道又称鼻咽通气管,是临床一次性医疗器材,硅胶质地,有操作简单、附壁痰栓形成少等特点,便于护理,留置过程中不刺激咽喉三角,无恶心反射,具有患者耐受性好的优点。

【目的】

1. 解除鼻咽部呼吸道阻塞。

2. 改善患者缺氧症状,利于保持上呼吸道通畅。

【评估】

1. 评估患者是否存在舌后坠造成的不完全呼吸道梗阻。

2. 评估患者是否存在咳痰无力,需从上呼吸道进行吸引。

3. 评估患者有无经鼻腔反复吸引引起的鼻腔黏膜损伤。

4. 评估患者是否存在牙关紧闭,不能经口吸痰。

【计划】

1. 护士准备:着装整洁,洗手,戴口罩。

2. 物品准备:成人或儿童型号的鼻咽通气道、手电筒、吸引器、局麻药、胶布、洗手液、护理记录单等。

3. 环境准备:房间内光线较好,床旁备有吸痰用物。

4. 核对医嘱,携用物至患者床旁。

5. 辨识患者,向患者家属解释放置鼻咽通气道的目的及过程,并取得同意。

【实施】

1. 检查鼻腔,确定大小和形状。

2. 选择合适型号(图1-28)的鼻咽通气道,长度大约相当于鼻孔至下颌角的距离(图1-29)。

3. 鼻黏膜表面喷洒血管收缩药和局部麻醉药,如麻黄碱稀释液、利多卡因等。

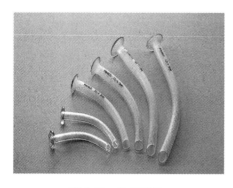

图1-28　选择型号

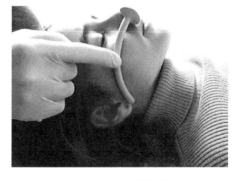

图1-29　测量长度

4. 润滑鼻咽通气道(图1-30),将鼻咽通气道的弯曲面对准鼻孔(图1-31)入鼻腔,随腭骨平面向下推送,直至鼻咽部后壁遇到阻力。

5. 鼻咽通气道逆时针旋转90°(图1-32),使其斜面对着鼻咽部黏膜,通过咽后壁后,旋转回原位,并推送至合适的深度(图1-33)。

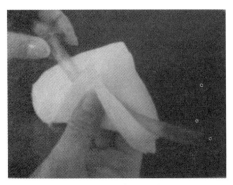

图 1-30　润滑鼻咽通气道

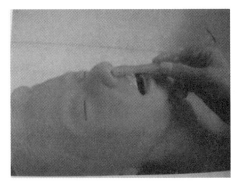

图 1-31　对准鼻孔

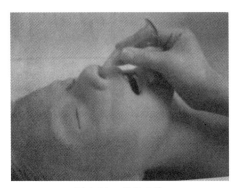

图 1-32　旋转 90°

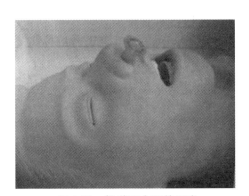

图 1-33　推送至合适的深度

6．洗手(图 1-34)，记录放置过程是否顺畅，有无黏膜出血等现象以及病情变化。

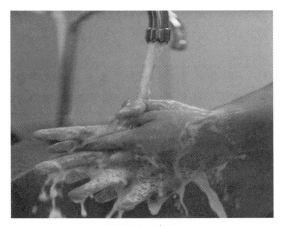

图 1-34　洗手

【评价】

1．放置位置正确。

2．患者通气改善，能够有效清除鼻腔分泌物。

3．患者无鼻黏膜破裂出血。

【健康教育】

1．告知护士每天更换一次鼻咽通气道，注意清洗、消毒鼻咽通气道，避免痰液附着在管壁上而导致通气不畅。

2. 教会患者注意观察是否有鼻窦炎的迹象。

3. 指导患者加强口腔护理,防止感染。

【注意事项】

1. 鼻气道阻塞、鼻骨骨折、明显鼻中隔偏曲、凝血功能障碍、颅底骨折、脑脊液耳鼻漏的患者谨慎使用。

2. 鼻咽通气道弧度应与硬腭和鼻咽部后壁相适宜。

3. 置管时切忌使用暴力,如果用中等力量不能将鼻咽通气道置入,应换另一根较细的鼻咽通气道,并且需用棉签扩张鼻道,也可通过另一侧鼻孔置入。

三、喉罩放置技术

喉罩使用简单,可以迅速建立人工气道,放置成功率高,通气可靠、刺激小,心血管反应小。适用于全身麻醉患者和急诊科及各科室急救与复苏的患者。

【目的】

1. 迅速建立人工气道,保障有效通气。

2. 减少胃胀气和反流误吸。

【评估】

1. 评估患者是否存在呼吸道梗阻。

2. 评估患者是否存在饱胃、肥胖、怀孕超过 14 周、多处创伤或严重创伤。

3. 评估患者禁食前是否使用过阿片类药物。

4. 评估患者是否存在肠梗阻、食管裂孔疝、肺顺应性降低等。

【计划】

1. 护士准备:着装整洁,洗手,戴口罩。

2. 物品准备:

(1)选择型号合适的喉罩(图 1-35)。

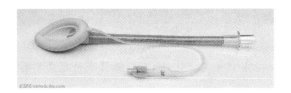

图 1-35　选择型号合适的喉罩

(2)将喉罩的套管放置于光滑的平面上并充气,再将气囊放气。

(3)套管放气要彻底,并且保证气囊没有扭转。

(4)将喉罩背面涂上水溶性润滑剂。

(5)备好静脉用镇静药物,如地西泮(安定)、丙泊酚、氟哌啶-芬太尼合剂等。

(6)另备负压吸引器、注射器、听诊器、简易呼吸器。

3. 环境准备:操作环境整洁,房间内光线良好,床旁备有吸痰用物。

4. 核对医嘱,携用物至患者床旁。

5. 辨识患者,向患者家属解释放置喉罩的目的及过程,并取得同意。

【实施】

1. 摆放体位,操作者左手打开气道。

2. 将喉罩放入口中(图 1-36)。

3. 操作者将其食指及中指沿着管放置,使其指端恰好位于套管交界处。

4. 压喉罩抵住上腭并沿舌后部向前进,依食指及中指的长度尽可能深地送入(图 1-37)。

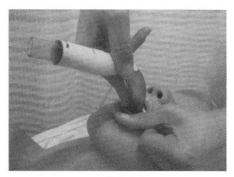

图 1-36　放入喉罩

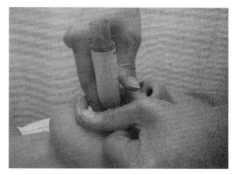

图 1-37　送入喉罩

5. 用另一只手将喉罩推到最终位置。使喉罩的弧度与口咽及咽下部的弧度一致后将其放入,顺利放置在喉位上。

6. 将喉罩的气囊充气(图 1-38)。3 号管充气 20 mL,4 号管充气 30 mL,5 号管充气 40 mL。

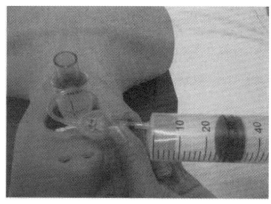

图 1-38　气囊充气

7. 实施正压通气,观察胸廓有无起伏,听诊双肺呼吸音是否对称与清晰。

【评价】

1. 喉罩置入位置正确。

2. 充气良好,喉部无漏气声。

3. 患者没有发生误吸。

4. 胸廓有起伏,双肺有呼吸音。

5. 患者有无咽痛和胃胀气。

【健康教育】

1. 告知护士协助翻身、叩背以利于痰液排出,预防肺部感染。

2. 告知护士操作前患者应禁食 6～8 h,防止反流引起误吸。

3. 向患者宣教若有咽痛症状应禁食热饮。

【注意事项】

1. 有潜在呼吸道梗阻的患者,如气管受压、气管软化及咽喉部肿瘤、脓肿、血肿,需要采用特殊手术体位如俯卧位的患者等,禁忌使用喉罩。

2. 正压通气时,气道内压不宜超过 20 cmH$_2$O(1 mmH$_2$O＝9.80665 Pa),否则易发生漏气或气体入胃。

3. 一旦发生反流和误吸,应立即拔除喉罩,清理呼吸道,并改用其他通气方式。

4. 喉罩与硬腭接触前,必须使喉罩完全展开,然后逐步送入咽腔。喉罩在舌后遇到阻力时,不可强插,其罩端导管处不能打折,以防造成损伤。

5. 置入喉罩后,不能托下颌,否则易导致喉痉挛或喉罩移位。

6. 对于呼吸道分泌物较多的患者,不宜经喉罩清理分泌物。

7. 涂抹润滑剂时要注意不可将润滑剂涂在气囊正面,以免喉罩插入后发生喉罩与喉组织之间的滑动而影响喉罩的定位。另外涂抹润滑剂的部位不应深于喉罩开口处,以防润滑剂进入喉头诱发喉痉挛。

四、气管插管术

气管插管术是急救工作中常用的重要抢救技术,对抢救患者生命、降低病死率起到至关重要的作用,气管插管是否及时直接关系到抢救的成功与否、患者能否安全转运及患者的预后情况。

【目的】

1. 保护气道,防止误吸,便于清除呼吸道分泌物。

2. 维持气道通畅,减少气道阻力,保证有效的通气量。

3. 为给氧、加压人工呼吸、气道内给药提供条件。

【评估】

1. 评估患者是否心搏骤停需要持续胸外按压。

2. 评估患者是否存在呼吸窘迫或呼吸衰竭的体征:PaO$_2$下降,PaCO$_2$升高,呼吸频率加快,附属肌肉辅助呼吸。

3. 评估患者气道保护功能是否丧失(如昏迷、心跳停止):咳嗽或吞咽反射消失。

4. 评估患者舌或咽部肌肉是否失去张力而导致呼吸道梗阻。

【计划】

1. 护士准备:着装整洁,洗手,戴口罩。

2. 物品准备:喉镜、合适型号气管导管、插管导丝、牙垫、10 mL 注射器、吸引器、吸痰管、胶布、石蜡油等。

3. 环境准备:操作环境整洁,操作空间大,房间内光线良好,床旁备有吸痰用物。

4. 核对医嘱,携用物至患者床旁。

5. 辨识患者,向患者家属解释实施气管插管术的目的及过程,并取得同意。

【实施】

1. 检查喉镜明亮度,选择 6.5 号至 7.5 号的气管导管(图 1-39),检查气囊有无漏气(图 1-40)。

2. 气管导管表面涂抹石蜡油,将插管导丝置入,其顶端不能露出导管斜面。

3. 准备牙垫(图 1-41)、两条胶布。

4. 患者取仰卧位,打开气道,清除口腔内分泌物,若有义齿应取下。

5. 用仰头举颏法充分打开气道,置入喉镜(图 1-42)。

6. 操作者右手拇指、食指拨开患者口唇及上下门齿。左手持喉镜柄,将喉镜送入口腔的

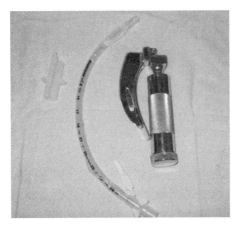

图 1-39　选择气管导管

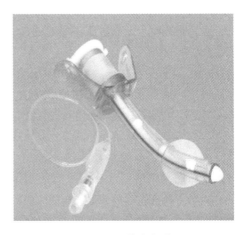

图 1-40　检查气囊

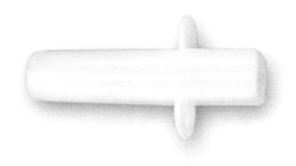

图 1-41　牙垫

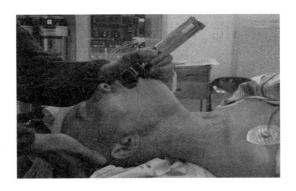

图 1-42　置入喉镜

右侧。

7. 缓慢沿中线向前推进,暴露患者的悬雍垂,再循咽部自然弧度慢推喉镜,使其顶端抵达舌根,即见到咽和会厌,行至咽与会厌之间,左手上提,挑起会厌,暴露声门(图 1-43)。

8. 右手以握毛笔状持气管导管从口腔右侧进入,将气管导管前端沿喉镜气管槽插入口腔,对准声门,旋转气管导管使气管导管进入气管内,直至气囊完全进入声门(图 1-44)。

9. 请助手拔除插管导丝,继续将气管导管向前送入 3~5 cm,导管尖端距门齿距离通常在

22~24 cm(图1-45)。

10. 确认气管导管位置。挤压胸部,气管导管口有气流;吸气时管壁清亮,呼气时管壁可见"白雾"样变化;气管导管气囊充气(图1-46)后人工通气时,双侧胸廓对称起伏,双肺听诊呼吸音对称(图1-47)。

11. 放置牙垫,取出喉镜,用胶布将牙垫和气管导管固定于面颊(图1-48)。

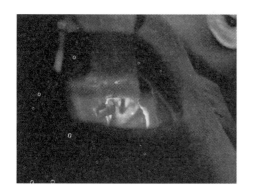

图1-43 暴露声门

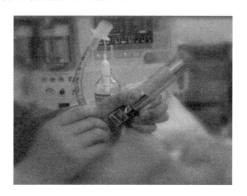

图1-44 插入气管导管

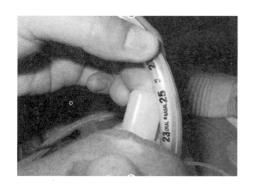

图1-45 测量距离

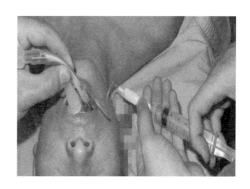

图1-46 气囊充气

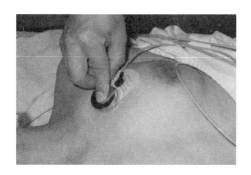

图1-47 听诊呼吸音

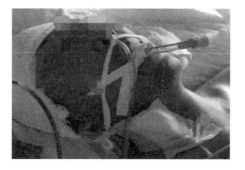

图1-48 胶布固定

12. 洗手,记录气管导管距门齿的距离、双肺听诊呼吸音情况及患者的病情变化。

【评价】

1. 患者门齿无松动、口腔及牙龈无出血。

2. 气管导管插入气管的长度正确。

3. 插管后胸廓起伏对称,双肺听诊呼吸音对称。

【健康教育】

1. 告知患者及家属气管插管的必要性与重要性,必要时约束双上肢,避免自行拔管损伤咽喉部。

2. 告知护士每天更换牙垫及固定胶布,做好口腔护理。

【注意事项】

1. 插管前先行人工通气、面罩吸氧,以免因插管增加患者的缺氧时间。

2. 定时吸出患者气管导管内及口腔内分泌物,每次吸痰做到一次一管一手套,每次吸痰时间少于 15 s。

3. 吸入氧浓度不宜过大,以 1～2 L/min 为宜,定时给予气道内湿化,以防产生痰痂。

五、环甲膜穿刺术

环甲膜穿刺术是临床上对有呼吸道梗阻、严重呼吸困难的患者采用的急救方法之一,主要为气管切开术赢得时间,是现场急救的重要组成部分。

【目的】

建立新的呼吸通道,缓解患者的呼吸困难或窒息。

【评估】

1. 评估患者有无急性上呼吸道梗阻。

2. 评估患者有无喉源性呼吸困难。

3. 评估患者有无头面部严重外伤。

4. 评估患者有无气管插管禁忌,或病情紧急需快速打开气道。

【计划】

1. 护士准备:着装整洁,洗手,戴口罩。

2. 物品准备:7 号至 9 号注射器针头或用作通气的粗针头,无菌注射器、1‰丁卡因(地卡因)溶液或治疗药物、碘伏棉签、无菌棉球、无菌手套。

3. 环境准备:操作环境整洁,房间内光线良好,床旁备有吸痰用物。

4. 核对医嘱,携用物至患者床旁。

5. 辨识患者,向患者家属解释实施环甲膜穿刺的目的及过程,并取得同意。

【实施】

1. 患者取平卧位或斜坡卧位,头后仰。

2. 选择型号适宜的注射器针头,抽吸丁卡因溶液(图 1-49、图 1-50)。

3. 环甲膜位置选择:在喉结下方,甲状软骨与环状软骨之间(图 1-51)。

4. 环甲膜皮肤常规消毒(图 1-52)。

5. 左手食指和拇指固定环甲膜处皮肤,右手持注射器垂直刺入环甲膜,到达喉腔时有落空感,回抽注射器有空气抽出(图 1-53)。

6. 固定注射器于垂直位置,注入 1‰丁卡因溶液(图 1-54),然后迅速拔出注射器。

7. 再按照穿刺目的进行其他操作。

8. 穿刺点用消毒干棉球压迫片刻,固定针头(图 1-55)。

9. 洗手,记录穿刺是否成功、穿刺部位渗血情况以及患者的病情变化。

【评价】

1. 患者无出血倾向。

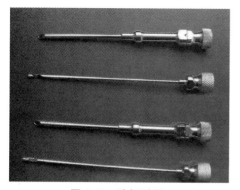

图 1-49　选择型号

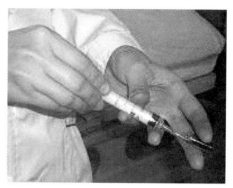

图 1-50　抽取药液

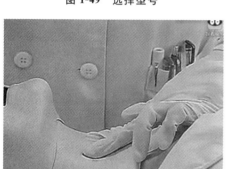

图 1-51　选择位置

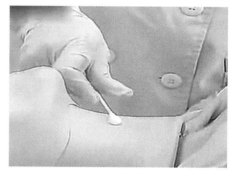

图 1-52　消毒皮肤

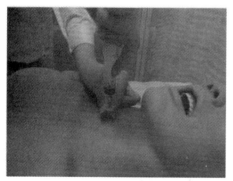

图 1-53　回抽空气

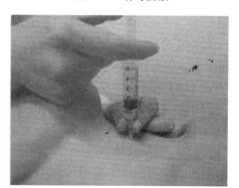

图 1-54　注入药液

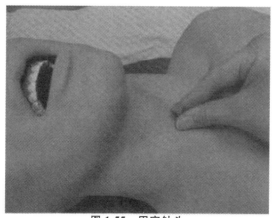

图 1-55　固定针头

2. 患者无食管-气管瘘。

3. 患者无皮下气肿或纵隔气肿。

【健康教育】

告知患者术后若咳出带血分泌物不必紧张,2天后可自行消失。

【注意事项】

1. 穿刺时进针不要过深,避免损伤咽后壁黏膜。

2. 必须回抽有空气,确定针尖在喉腔内才能注射药物。

3. 注射药物时嘱患者勿吞咽或咳嗽,注射速度要快,注射完毕后迅速拔出注射器及针头,以消毒干棉球压迫穿刺点片刻。针头拔出以前应防止喉部上下运动,否则容易损伤喉部的黏膜。

4. 如穿刺点皮肤出血,用消毒干棉球压迫的时间可适当延长。

六、环甲膜切开术

环甲膜切开术是在气道上建立一个手术开口,经环甲膜置入一个具有套囊的气管切开套管。

【目的】

解除喉源性呼吸困难。

【评估】

1. 评估患者是否存在上呼吸道梗阻、无法实施气管插管。

2. 评估患者呼吸功能是否失常或下呼吸道分泌物是否潴留。

3. 评估患者是否存在颈部损伤合并呼吸困难。

【计划】

1. 护士准备:着装整洁,洗手,戴口罩。

2. 物品准备:环甲膜切开包、手术缝合线、消毒用物及无菌手套、麻醉用药(如1％利多卡因)、氧气装置、负压吸引装置等。

3. 环境准备:操作环境整洁,无菌操作空间范围大,房间内光线良好,床旁备有吸痰用物。

4. 核对医嘱,携用物至患者床旁。

5. 辨识患者,向患者家属解释实施环甲膜切开术的目的及过程,并取得同意。

【实施】

1. 选择位置。体表标志位于甲状软骨和环状软骨之间。

2. 颈部准备。局部皮肤消毒,于颈前皮肤及皮下组织注射1％利多卡因。

3. 手法固定。将左手食指和中指置于喉部甲状软骨左右两个上角,食指自然放在前。

4. 皮肤切开。在颈中线作2 cm的皮肤垂直切口,切开皮肤、皮下组织及颈筋膜,即可见到环甲膜(图1-56)。

5. 环甲膜再确定。在使用左手食指和中指继续固定喉软骨的情况下,食指在没有任何皮肤及皮下组织的覆盖下,直接触及喉的前部、环甲膜及环状软骨。

6. 环甲膜切开。环甲膜切口应是水平的,至少1 cm长。

7. 插入气管拉钩。将气管拉钩转为水平位,通过切口,再次旋转使其朝向头部。然后将拉钩置于甲状软骨下方,轻轻将其向上及头的方向牵拉,气道即可暴露于皮肤切口。

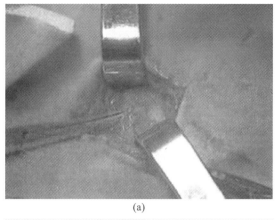

(a)

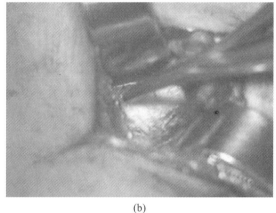

(b)

图 1-56　皮肤切开

8. 插入扩张器。将扩张器穿过切口,其两个叶片沿气道纵向打开。

9. 插入气管造口插管。拖带有内芯的气管造口插管轻轻地在扩张器的两个叶片间通过切口插入,当气管造口插管沿着其自身曲度前进时,旋转扩张器,使两个叶片在气道内沿纵向打开。插管继续向前,直到稳固地靠在颈前部(图 1-57)。

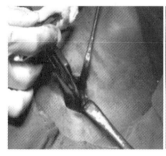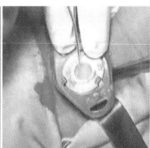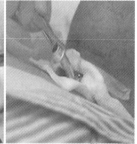

图 1-57　插入气管造口插管

10. 将套囊充气并确定插管位置。

11. 洗手,记录环甲膜切开术的过程、术中出血情况、气管套管的固定情况及患者的病情变化。

【评价】

1. 患者伤口出血少。

2. 通气效果好。

【健康教育】

1. 指导患者家属保持室内温度为 21～22 ℃。

2. 告知护士每隔 4～6 h 清洗一次,每天更换开口纱布一次。

3. 告知患者及家属,若病情好转,呼吸通畅即可拔管。

【注意事项】

1. 手术时应避免损伤环状软骨,以免术后引起喉狭窄。

2. 环甲膜切开术后的插管时间,一般不应超过 24 h。

3. 对情况十分紧急者,也可用粗针头经环甲膜直接刺入声门下区,也可暂时减轻喉阻塞症状。

4. 穿刺深度要掌握恰当,防止刺入气管后壁。

七、简易呼吸器的使用技术

简易呼吸器又称人工呼吸囊,具有结构简单、操作方便、便于携带、无须电动装置、通气效果好等优点,大多用于急救场合,还用于吸痰时膨肺,有促进湿化液分散到各细支气管、增强吸痰效果的作用。

【目的】

1. 维持和增加机体通气量。

2. 纠正威胁生命的低氧血症。

【评估】

1. 评估患者是否需要行心肺复苏术。

2. 评估患者是否存在呼吸衰竭或呼吸抑制。

【计划】

1. 护士准备:着装整洁,洗手,戴口罩。

2. 物品准备:

(1) 简易呼吸器(面罩、进气接头、储氧袋)、氧气管、口咽通气道、压舌板,必要时备开口器,还有舌钳、负压吸引装置、洗手液、护理记录单等。

(2) 检查气囊(无破损),面罩充气良好、无漏气,单嘴阀和进气阀工作正常,连接紧密、无漏气(图 1-58)。

3. 环境准备:撤掉床挡,挪开床旁桌,床旁准备吸痰、吸氧用物。

4. 核对医嘱,携用物至患者床旁。

5. 辨识患者,向患者家属解释使用简易呼吸器的目的及过程,并取得同意。

【实施】

1. 患者取仰卧位,去枕头后仰。

2. 清除口腔内分泌物(图 1-59),若有义齿应取下。

3. 气囊连接氧气,调节氧气流量为 10～12 L/min。

4. 放置口咽通气道,防止舌后坠及舌咬伤。

5. 抢救者应位于患者头部的后方,让患者头部向后仰,并提拉患者下颌令其朝上,使气道保持通畅。

6. 用面罩扣住口鼻,并用拇指和食指紧紧按住,其他的手指放在下颌骨上,做向头部提拉动作,以打开气道,用 E-C 手法固定(图 1-60)。

7. 用另外一只手挤压球囊,将气体送入肺中,规律挤压球囊提供足够的吸气、呼气时间(成人为 10～12 次/分,儿童为 16～20 次/分),潮气量为 500～600 mL(图 1-61、图 1-62)。

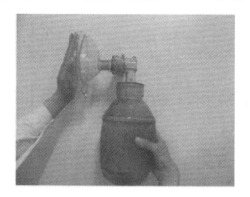

图 1-58 检查装置

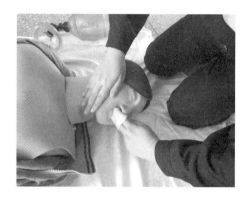

图 1-59 清理口腔

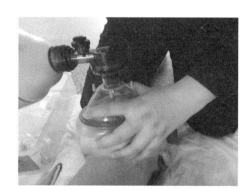

图 1-60 E-C 手法

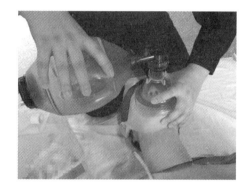

图 1-61 单手面罩通气

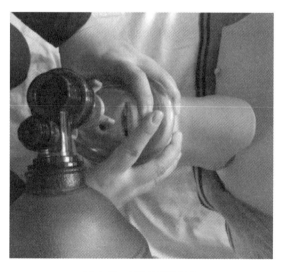

图 1-62 双手面罩通气

8. 观察气道有无梗阻,胸廓有无起伏。

9. 洗手,记录使用简易呼吸器后患者的病情改善情况。

【评价】

1. 气道通畅、无梗阻。

2. 患者胸廓有起伏。

3. 患者口唇及面部颜色转为红润。

4. 患者呼气时面罩内呈雾状。

【健康教育】

1. 向神志清醒的患者解释使用简易呼吸器的作用及目的,教会患者配合并克服焦虑、恐惧心理。

2. 告知患者暂禁食、禁饮,以防通气后导致胃胀气而引起呕吐、误吸。

【注意事项】

1. 对于 1 L 气囊,每次挤压 1/2～2/3,挤压气囊的时间比为 1∶1。挤压气囊时,不可时大时小、时快时慢,以免损伤肺组织,影响呼吸功能恢复。

2. 发现患者有自主呼吸时,应按患者的呼吸动作加以辅助。

3. 婴儿及幼儿使用的简易呼吸器应具备安全阀装置,可自动调整压力,以保障患儿安全。如需较高压力,将压力阀向下压,即可使安全阀暂时失效。

（李　茜）

第四节　创伤救护技术

止血、包扎、固定和搬运是创伤救护的四项基本处置技术。

一、止血术

急性大出血是人体受伤后早期死亡的主要原因。中等口径血管损伤出血,可导致或加重休克。当大动脉出血时,如颈动脉、锁骨下动脉、腹主动脉、股动脉等出血,患者可于 2～5 min 死亡。因此,当人体受到外伤时,首要的应确保呼吸道通畅,立即采取有效的止血措施,防止因急性大出血而导致的休克甚至死亡。

【目的】

在出血伤口的近心端,通过用手指或手掌压迫血管,使血管闭合达到临时止血的目的。

【评估】

1. 评估患者的意识状态及损伤部位。

2. 评估患者损伤部位出血的颜色及速度。

【计划】

1. 护士准备:着装整洁,洗手,戴口罩。

2. 物品准备:

（1）无菌方纱或纱垫数块,清洁手套 1 副,无菌持物钳 1 把,无菌储物罐 1 个,止血带 1

根,绷带 1 卷或三角巾 1 包,污物桶 1 个。

（2）灭菌注射用水/外用生理盐水 1 瓶,碘伏棉签。

3．环境准备:保持环境安全、整洁。

4．核对医嘱,携用物至患者床旁。

5．辨识患者,向患者及家属解释止血的目的及过程,并取得同意。

【实施】

1．戴手套,取无菌纱布。

2．快速查找出血部位,如视野不清,应用灭菌注射用水/外用生理盐水冲洗伤口,用纱布擦拭血迹。

3．根据不同的出血部位找到血管压迫点。

（1）面部出血:用拇指压迫下颌骨水平支,距下颌角 2～3 cm 的凹陷处颌外动脉（图 1-63）。

（2）前头部出血:压迫耳前颞下颌关节上方的颞动脉（图 1-64）。

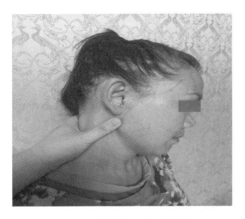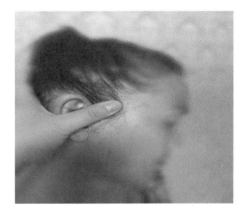

图 1-63　拇指按压颌外动脉　　　　　　图 1-64　拇指按压颞动脉

（3）后头部出血:压住耳后突起下面稍外侧的耳后动脉（图 1-65）。

（4）腋窝和肩部出血:在锁骨上凹、胸锁乳突肌外缘向下内后方,对准第一肋骨,压住锁骨下动脉（图 1-66）。

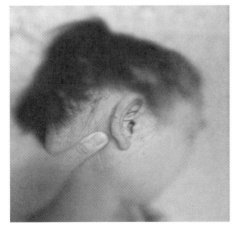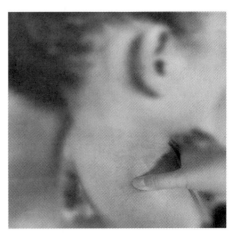

图 1-65　拇指按压耳后动脉　　　　　　图 1-66　拇指按压锁骨下动脉

（5）上臂远端或前臂出血：可在上臂内侧肱二头肌内缘用手指将肱动脉压向肱骨（图1-67）。

（6）手掌和手背出血：在腕关节内，即我们通常按脉搏的地方，按住跳动的桡动脉（图1-68）。

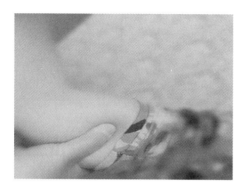

图1-67　拇指按压肱动脉

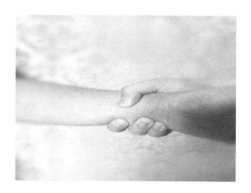

图1-68　手指按压桡动脉

（7）手指出血：用健侧的手指，使劲捏住伤手的手指根部，即可止血（图1-69）。

（8）下肢出血指压法：协助患者屈腿，使患者肌肉放松，用大拇指压住股动脉之压点（大腿根部的腹股沟中点），用力向后压，为增强压力，可用另一手的拇指重叠按压（图1-70）。

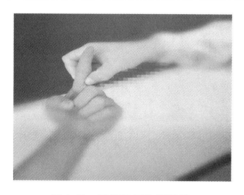

图1-69　手指按压伤指根部

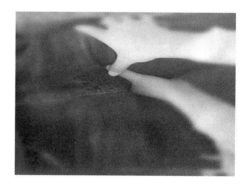

图1-70　拇指按压股动脉

4. 如使用指压止血法只能初步达到止血效果，可更换为加压包扎止血法。

5. 脱去手套，取无菌方纱覆盖出血点，盖上无菌纱垫，最后以绷带或三角巾做加压包扎。

（1）若出血点在肢体关节如肘窝等处，伤口覆盖无菌方纱后垫以纱布卷或绷带卷，使关节尽量弯曲，然后用绷带或三角巾固定于屈曲位，则可达到止血的目的（图1-71）。

（2）若出血点在颈部，伤口覆盖无菌方纱后，将对侧上肢抬起作为支点，用绷带或三角巾加压包扎（图1-72）。

6. 若遇到四肢大动脉出血，使用上述方法止血无效时，一般多采用橡皮条或橡胶管等有弹性的条带。在现场抢救时多采用橡胶管止血带，也可就地取材，如稍宽的布条、三角巾、毛巾等，但禁用绳索等物。

方法：受伤的上肢或下肢，选择上臂或大腿上1/3处，先用纱布垫衬垫，左手在离止血带端约10 cm处由拇指、食指和中指紧握，使手背向下放在扎止血带的部位（图1-73），右手持止血带中段绕伤肢一圈半，然后把止血带塞入左手的食指与中指之间，左手的食指与中指紧夹一段止血带向下牵拉，使之成为一个活结，外观呈倒"A"字形（图1-74）。

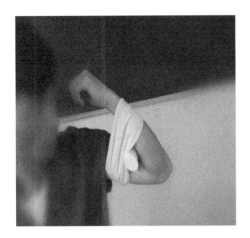

图 1-71　肘窝止血

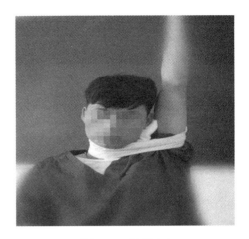

图 1-72　颈部止血

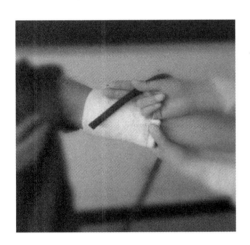

图 1-73　夹紧止血带

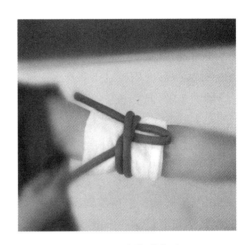

图 1-74　倒"A"字形

【评价】

1. 准确找到出血部位并正确止血。

2. 患者意识状态良好,受伤部位末梢循环良好。

【健康教育】

1. 告知患者注意保护伤口,避免沾水及用力过猛。

2. 告知患者定期更换伤口敷料(敷料贴),避免伤口感染。

3. 告知患者在饮食上要忌食辛辣刺激性食物。

【注意事项】

1. 包扎时左手拿绷带头,右手拿绷带卷。包扎时应由伤口低处向上,通常是由左向右,从下到上进行缠绕。

2. 扎止血带的部位,上肢应在上臂上 1/3 处,下肢应在大腿上 1/3 处,上臂中 1/3 处不可扎止血带,以防伤及行走于肱骨后面的桡神经,引起上肢麻痹。

3. 上止血带应先加衬垫,如纱布、棉垫或毛巾、布巾等,防止止血带勒伤皮肤或软组织。止血带松紧应适宜,以不能触及远端动脉搏动或伤口不再出血为原则。

二、包扎术

包扎是对伤口进行应急处理的重要措施之一。包扎之前要覆盖创面,包扎松紧要适度,使形体处于功能位,打结时注意避开伤口。

【目的】

保护伤口,压迫止血,减少感染,减轻疼痛,固定敷料和夹板等。

【评估】

1. 评估患者伤情、受伤部位及出血情况。

2. 评估患者受伤部位有无组织外露。

3. 评估受伤部位,以选择相应的包扎用物及包扎方法。

【计划】

1. 护士准备:着装整洁,洗手,戴口罩。

2. 物品准备:生理盐水1瓶,碘伏棉签1罐,无菌持物钳1把,无菌罐1个,无菌方纱或纱垫数块(无菌罐内),绷带1卷,三角巾1块,胶布1卷,污物桶1个,洗手液1瓶。

3. 环境准备:保持环境安全、整洁。

4. 核对医嘱,携用物至患者床旁。

5. 辨识患者,向患者及家属解释进行包扎的目的及过程,并取得同意。

【实施】

1. 快速查找伤口,同时决定包扎方法。

2. 检查伤口,用生理盐水冲洗伤口,用碘伏棉签消毒创面,用持物钳夹取无菌方纱或纱垫(根据伤口大小),覆盖于伤口上。

3. 根据不同部位选用不同方法开始包扎。

(1) 环形包扎法:卷带环绕肢体数周,每周均呈叠瓦状。多用于手指、腕、踝、颈和额部等(图1-75)。

(2) 螺旋包扎法:包扎时作单纯的螺旋形上升或下行,每周覆盖上周的1/2宽度。多用于上臂、手指、躯干等肢体周径近似均等部位的较长距离的包扎(图1-76)。

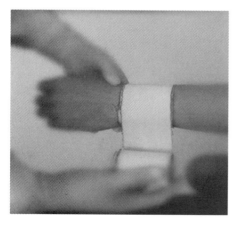

图1-75　环形包扎法

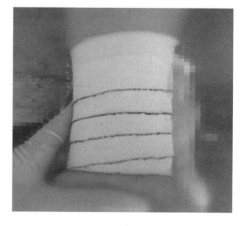

图1-76　螺旋包扎法

(3) 螺旋反折包扎法:开始行环形包扎法包扎数周,再按螺旋包扎法包扎,但每周反折一次。反折时以左手拇指按住卷带上面正中处,右手将绷带反折向下、向后绕并拉紧。注意回返处不要在伤口上或骨隆起处。此法主要用于周径不均匀的肢体,如小腿和前臂等(图 1-77)。

(4)三角巾头部包扎法:即封帽式。首先将三角巾平铺,将底边翻折一个宽 2~3 cm 的边,毛边朝内,把三角巾底边的正中放在患者眉间上部,顶角经头顶拉到枕部,将底边经耳上向后拉紧压住顶角,然后抓住两个底角在枕部交叉返回到额部中央打结。将顶角收拢向上卷起塞好(图 1-78 至图 1-83)。

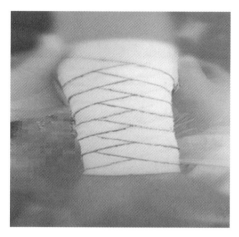

图 1-77　螺旋反折包扎法

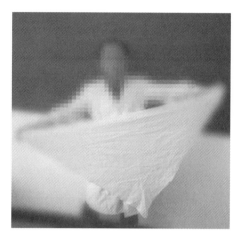

图 1-78　三角巾

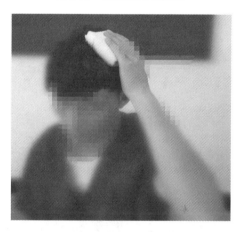

图 1-79　头部受伤

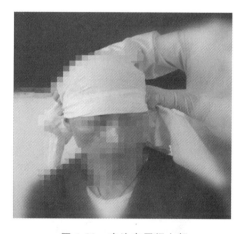

图 1-80　底边在眉间上部

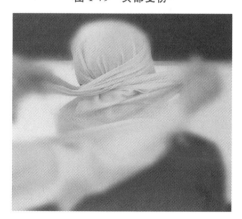

图 1-81　底角枕部交叉

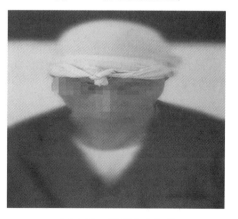

图 1-82　额部中央打结

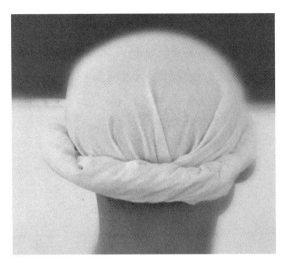

图 1-83 三角巾头部包扎法

　　（5）前臂悬吊包扎法：适用于肘部受伤、骨折。将受伤肘部处于屈曲位，将三角巾铺于患者胸前，顶角对准伤侧肘关节稍外侧，屈曲前臂并压住三角巾，底边两头绕过颈部在颈后打结，缓慢推动伤肘，将手指露出以利于观察末梢循环，肘后顶角处缠绕呈球形塞好。

　　注意：顶角要拉紧，以不勒颈部为宜。结打到颈部侧边。正面观察肘部。指尖要朝上呈45°角（图 1-84、图 1-85）。

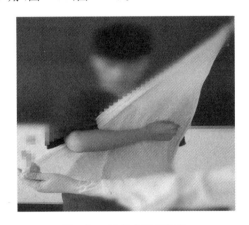

图 1-84 三角巾铺于胸前

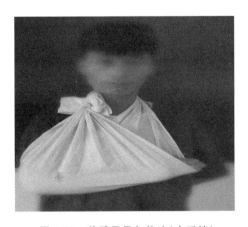

图 1-85 前臂悬吊包扎法（大手挂）

　　4. 包扎结束可用胶布固定，或用剩余的绷带从中撕开打结固定。

　　5. 操作完毕，询问病情，整理用物，洗手，记录。

【评价】

　　1. 包扎的松紧度适宜。

　　2. 伤肢处于功能位。

　　3. 伤肢的血液循环良好。

【健康教育】

　　1. 告知患者早期应减少伤肢的活动，必要时制动。

　　2. 告知患者应定期更换敷料，观察创面情况。

　　3. 告知患者注意饮食，忌海鲜及辛辣刺激性食物。

【注意事项】

1. 如果合并内部脏器的损伤,如肝脾破裂、腹腔内出血、血胸等,则应优先考虑内脏损伤的救治,不能在表面伤口的包扎上耽误时间。

2. 在有出血的情况下,外伤包扎的实施必须以止血为前提。如不及时给予止血,则可造成严重的失血、休克,甚至危及生命。

3. 包扎的松紧度要适宜。如果包扎过松,起不到固定的作用,近期就可能有出血、疼痛、休克等危险,远期则可能造成畸形愈合和假关节。相反,如果包扎过紧,会影响血液循环,可出现肢体肿胀或苍白、发绀、发冷、麻木等表现。如不及时放松重新进行恰当的包扎,就有可能造成肢体缺血、坏死。

4. 绷带包扎方法的注意事项:包扎卷轴绷带前要先处理好患部,并放置敷料。包扎时,展开绷带的外侧头,背对患部,一边展开,一边缠绕。无论何种包扎形式,均应环形起,环形止,松紧适当,平整无褶。最后将绷带末端剪成两半,打方结固定。

5. 结应打在患部的对侧,不应压在患部上。

三、固定术

固定术应用于所有四肢骨折及脊柱损伤、骨盆骨折和四肢广泛软组织损伤的急救。

【目的】

减少伤部活动,减轻疼痛,防止再损伤,便于搬运患者。

【评估】

1. 评估受伤部位,采取正确的固定方法。

2. 评估固定材料是否齐全。

(一) 手臂固定法

【计划】

1. 护士准备:着装整洁,洗手,戴口罩。

2. 物品准备:生理盐水1瓶,碘伏棉签1罐,无菌持物钳1把,无菌罐1个,无菌纱垫数块,棉垫2块,长短适宜夹板2块,绷带1卷,三角巾1块,胶布1卷,污物桶1个。

3. 环境准备:保持环境安全、整洁。

4. 核对医嘱,携用物至患者床旁。

5. 辨识患者,向患者及家属解释进行固定的目的及过程,并取得同意。

【实施】

1. 将受伤手臂放于平面处或嘱清醒患者用健侧肢体扶托。前臂曲侧与背侧垫棉垫,取长短适宜的夹板放于曲侧与背侧(如只有1块夹板,可放在前臂背侧),用绷带先在中部捆绑打结固定,然后在间距均匀处分别用绷带捆绑固定,结打在外侧缘(图1-86)。

2. 绑扎固定后屈肘90°,用三角巾将前臂悬吊于胸前。

3. 观察末梢血液循环。

4. 操作完毕,询问病情,整理用物,洗手,记录。

(二) 上臂固定法

【计划】

1. 护士准备:着装整洁,洗手,戴口罩。

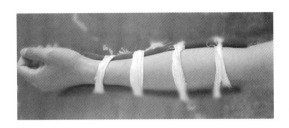

图 1-86　手臂固定法

2. 物品准备:生理盐水 1 瓶,碘伏棉签 1 罐,无菌持物钳 1 把,无菌罐 1 个,无菌方纱或纱垫数块(无菌罐内),棉垫 2 块,长短适宜夹板 2 块,绷带 1 卷,三角巾 1 块,胶布 1 卷,污物桶 1 个,洗手液 1 瓶。

3. 环境准备:保持环境安全、整洁。

4. 核对医嘱,携用物至患者床旁。

5. 辨识患者,向患者及家属解释进行固定的目的及过程,并取得同意。

【实施】

1. 让伤肢呈屈肘状,嘱清醒患者用健侧肢体扶托。上臂外侧垫棉垫,取 2 块夹板固定,一块放于上臂内侧,另一块放在外侧,用绷带固定。先固定中间,再固定两头,间距均匀(如只有 1 块夹板,则夹板放于外侧加以固定(图 1-87))。

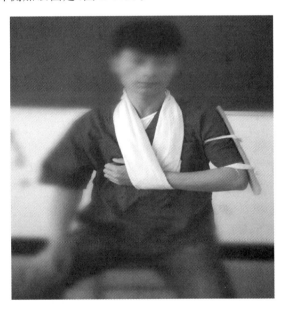

图 1-87　上臂固定法、前臂悬吊

2. 用三角巾将前臂悬吊于胸前。

3. 观察末梢血液循环。

4. 操作完毕,询问病情,整理用物,洗手,记录。

(三) 小腿骨折固定法

【计划】

1. 护士准备:着装整洁,洗手,戴口罩。

2. 物品准备:生理盐水 1 瓶,碘伏棉签 1 罐,无菌持物钳 1 把,无菌罐 1 个,无菌方纱或纱垫数块(无菌罐内),棉垫 4 块,长短适宜夹板 2 块(从大腿中部到脚跟),绷带 2 卷,胶布 1 卷,污物桶 1 个,洗手液 1 瓶。

3. 环境准备:保持环境安全、整洁。

4. 核对医嘱,携用物至患者床旁。

5. 辨识患者,向患者及家属解释进行固定的目的及过程,并取得同意。

【实施】

1. 将 2 块夹板置于小腿内外两侧(只有一块放于外侧),其长度应从大腿中部到脚跟;在膝、踝关节垫好纱垫后用绷带分段固定,再将两下肢并拢上下固定,并在脚部用"8"字形绷带固定,使脚掌与小腿成直角。无夹板时,可将两下肢并列对齐,在膝、踝部垫好纱垫后用绷带分段将两腿固定,再用"8"字形绷带固定脚部,使脚掌与小腿成直角(图 1-88)。

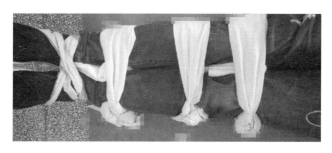

图 1-88　小腿骨折固定法

2. 观察末梢血液循环。

3. 操作完毕,询问病情,整理用物,洗手,记录。

（四）锁骨骨折固定法

【计划】

1. 护士准备:着装整洁,洗手,戴口罩。

2. 物品准备:生理盐水 1 瓶,碘伏棉签 1 罐,无菌持物钳 1 把,无菌罐 1 个,无菌方纱或纱垫数块(无菌罐内),棉垫 2 块,绷带 3 卷,三角巾 3 块,胶布 1 卷,污物桶 1 个,洗手液 1 瓶。

3. 环境准备:保持环境安全、整洁。

4. 核对医嘱,携用物至患者床旁。

5. 辨识患者,向患者及家属解释进行固定的目的及过程,并取得同意。

【实施】

1. "8"字绷带固定法　患者取坐位,两腋下各垫纱垫,用绷带从患侧肩后经腋下,横过背部,经肩前上方,绕对侧腋下,绕回背部至患侧腋下(图 1-89)。

2. 三角巾固定法　患者取坐位,挺胸,双肩向后,两侧腋下放置纱垫,用两块三角巾分别绕肩两周打结,然后将三角巾结在一起(图 1-90)。

3. 操作完毕,询问病情,整理用物,洗手,记录。

【评价】

1. 伤肢固定松紧度适宜。

2. 夹板长短合适。

3. 伤肢固定有效。

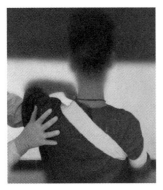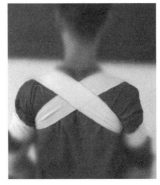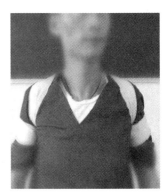

图 1-89 "8"字绷带固定法

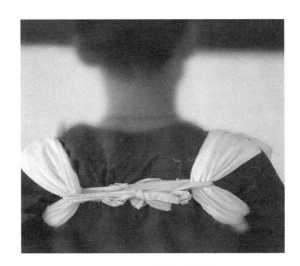

图 1-90 三角巾固定法

4. 伤肢血液循环良好。

【健康教育】

1. 告知患者伤肢避免沾水、用力。必要时绝对卧床休息。

2. 告知患者早期减少伤肢活动,防止关节畸形。

3. 告知患者皮肤瘙痒时避免挠抓,以免引起感染。

4. 指导患者饮食注意忌辛辣刺激性食物。

【注意事项】

1. 有伤口和出血时,先止血、包扎伤口,然后固定。如有休克,应先进行抗休克治疗。

2. 骨折临时固定的目的只是为了制动,保证安全运送患者。因此,对骨折畸形不要整复,只作一般矫正后固定即可。在处理开放性骨折时,不要把刺出的骨折端送回伤口,以免加重污染。

3. 夹板的长度和宽度要与伤肢相称,它的长度应超过骨折部的上、下两个关节。

4. 夹板不要与皮肤直接接触,要用棉花或代用品垫在夹板和皮肤之间,尤其要垫好夹板两端、骨突部和空隙部位,以防局部不适。

5. 上夹板时,除固定骨折的上、下两端外,还要固定上、下两个关节,以保证骨折部位的固定。

6. 固定要牢固可靠,不可过松或过紧。

7. 四肢骨折固定时,要露出指(趾)端,以便观察血液循环。

四、搬运术

搬运术是指患者经过现场初步急救处理后,尽快用合适的方法和交通工具将患者送到医院去做进一步诊治的过程。搬运过程中要随时注意观察患者的伤情变化。常用搬运方法有徒手搬运、担架搬运等。

【目的】

使患者迅速脱离危险地带,纠正当时影响患者的病态体位,以减少患者的痛苦,避免患者再受伤害,安全迅速地将患者送往理想的医院治疗,以免造成患者残疾。

【评估】

1. 评估患者伤情。

2. 评估受伤部位以选择相应的搬运工具。

【计划】

1. 护士准备:着装整洁,洗手,戴口罩。

2. 物品准备:担架1副,颈托1副,固定带5根或绷带3卷,三角巾2块。

3. 环境准备:保持环境安全、整洁。

4. 核对医嘱,携用物至患者床旁。

5. 辨识患者,向患者及家属解释进行搬运的目的及过程,并取得同意。

【实施】

1. 单人搬运法。

(1) 扶行法:适用于清醒、没有骨折、伤势不重、能自己行走的患者(图1-91)。

步骤:救护者站在身旁,将其一只手绕到患者背后,搀扶行走。

(2) 背负法:适用于老幼、体轻、清醒的患者(图1-92)。

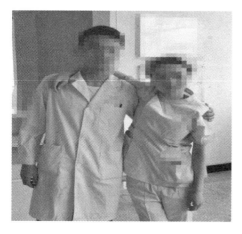

图1-91　单人扶行法

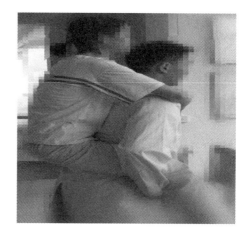

图1-92　单人背负法

步骤:救护者背向患者蹲下,让患者将双臂从救护者肩上伸到胸前,两手紧握。救护者抓住患者的大腿,慢慢站起来。如有上、下肢及脊柱骨折不能用此法。

(3) 抱持法:适用于年幼患者、体轻者和没有骨折、伤势不重者。抱持法是短距离搬运的最佳方法。

步骤:救护者蹲在患者的一侧,面向患者,一只手放在患者的大腿下,另一只手绕到患者的背后,然后将其轻轻抱起。如患者有脊柱或大腿骨折,禁用此法。

2. 双人搬运法。

(1)轿杠式:适用于清醒患者。

步骤:两名救护者面对面各自用右手握住自己的左手腕。再用左手握住对方的右手腕,然后蹲下,让患者将两上肢分别放到两名救护者的颈后,再坐到相互握紧的手上。两名救护者同时站起,行走时同时迈出外侧的腿,保持步调一致。

(2)椅托式:适用于清醒患者(图1-93)。

步骤:救护者两人手臂交叉,呈坐椅状,将患者托起,步调一致前行。患者可将双臂分别环绕救护者颈肩部。

(3)双人拉车式:适用于意识不清的患者(图1-94)。

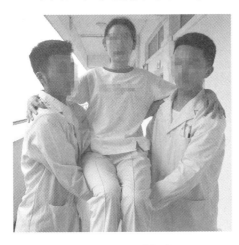
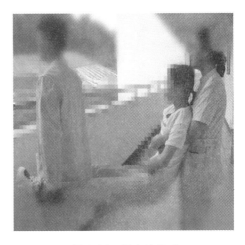

图1-93　双人椅托式　　　　　　　　图1-94　双人拉车式

步骤:将患者移上椅子、担架或在狭窄地方搬运患者。两名救护者,一人站在患者的背后将两手从患者腋下插入,把患者抱在怀里,另一人反身站在患者两腿中间将患者两腿抬起,两名救护者一前一后地行走。

3. 三人或四人搬运法。

三人或四人平托式,适用于脊柱骨折的患者。

(1)三人搬运法可分为三人同侧搬运法(图1-95)和三人异侧搬运法。采用三人异侧搬运法时,两名救护者站在患者的一侧,第三名救护者可站在对面。三名救护者同时单膝跪地,分别抱住患者肩、后背、臀部、膝部,然后同时站立,抬起患者。

(2)四人搬运法:四人分别站于担架的四角,面朝一方。均将靠近担架的内侧膝盖跪地(一靠、二跪),由头部固定者发令"起身"与"走",同时先迈外侧脚(三起、四走)(图1-96至图1-100)。

【评价】

1. 搬运方式正确、有效。

2. 伤肢保护稳妥。

3. 用担架搬运时固定牢固。

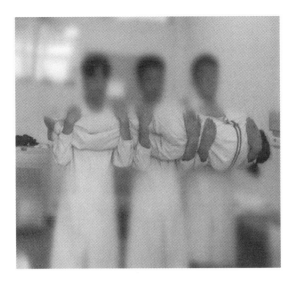

图 1-95 三人同侧搬运法

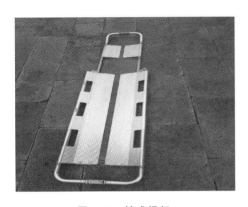

图 1-96 铲式担架

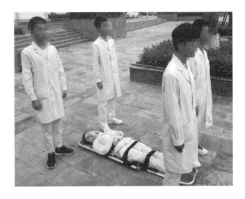

图 1-97 靠近担架

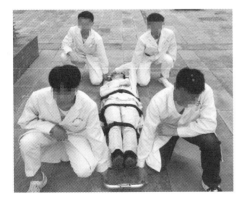

图 1-98 单腿跪下

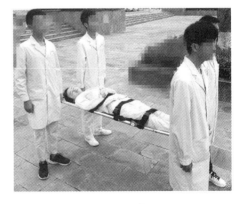

图 1-99 起立

【健康教育】

1. 告知患者消除紧张情绪,以取得配合。

2. 告知患者在搬运过程中减少活动,确保伤肢的固定及搬运安全。

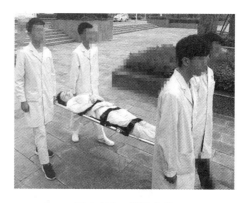

图 1-100　搬运患者

【注意事项】

1. 移动患者时,首先应检查患者的头、颈、胸、腹和四肢是否有损伤,如果有损伤,应先做急救处理,再根据不同的伤势选择不同的搬运方法。

2. 对病(伤)情严重、路途遥远的患者,要做好途中护理,密切注意患者的神志、呼吸、脉搏以及病(伤)势的变化。

3. 对上止血带的患者,要记录上止血带和放松止血带的时间。

4. 搬运脊柱骨折的患者,要保持患者身体的固定。颈椎骨折的患者除了身体固定外,还要有专人牵引、固定头部,避免其移动。

5. 用担架搬运患者时,一般头略高于脚,休克的患者则脚略高于头。行进时患者的脚在前、头在后,以便观察患者的情况。

6. 用汽车运送患者时,床位要固定,防止起动、刹车时的晃动使患者再度受伤。

第二章　重症护理技术

第一节　呼吸系统疾病患者的监测与护理

一、呼吸机操作规程

呼吸机是一种能代替、控制或改变人的正常生理呼吸,增加肺通气量,改善呼吸功能,减轻呼吸功消耗的装置。

有创、无创呼吸机的操作要点:自主通气时,吸气动作产生胸腔负压,肺被动扩张,出现肺泡和气道负压,从而构成了气道口与肺泡之间的压力差而完成吸气;吸气后胸廓及肺弹性回缩,产生相反的压力差而完成呼气。因此,正常呼吸是由于机体通过呼吸动作产生肺泡与气道口"主动性负压力差"而完成吸气,吸气后的胸廓及肺弹性回缩产生肺泡与气道口"被动性正压力差"而完成呼气,以满足生理通气的需要。呼吸机通气是由体外机械驱动使气道口与肺泡产生正压力差,在撤去体外机械后,胸廓及肺弹性回缩产生肺泡与气道口"被动性正压力差"而呼气,即呼吸周期均存在"被动性正压力差"而完成呼吸。

【目的】

用以辅助或控制患者的自主呼吸运动,以达到肺内气体交换的功能,降低人体的消耗,利于呼吸功能的恢复。

【评估】

1. 评估患者病情、意识状态、体重、呼吸状况及配合程度。

2. 评估心理状态:情绪反应、心理需求。

【计划】

1. 护士准备:着装整洁,洗手,戴口罩。

2. 物品准备:呼吸机及其附件、灭菌注射用水、中心供氧装置(图 2-1)、呼吸机与供氧装置的接头、插线板、简易呼吸器。无中心供氧装置时备氧气瓶、减压表(图 2-2)、扳手、呼吸机管道及其附件(图 2-3)、呼吸机面罩(图 2-4)。

注意检查呼吸机性能是否正常,电源电压与呼吸机电压是否一致;连接呼吸机管道及模拟肺,有自检系统的呼吸机进行自检。

3. 环境准备:环境清洁、安静,光线好。

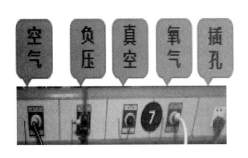

图 2-1 连接中心供氧装置

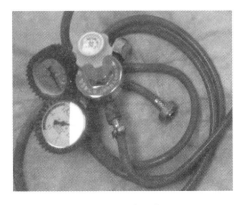

图 2-2 减压表

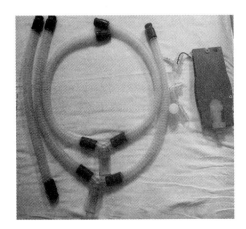

图 2-3 呼吸机管道及其附件

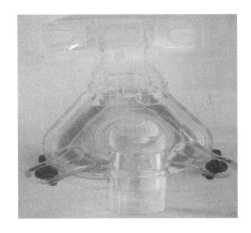

图 2-4 呼吸机面罩

4. 核对医嘱,携用物至患者床旁。

5. 辨识患者,向清醒患者及家属解释使用呼吸机的目的和过程,并取得同意。

【实施】

1. 接通电源和供氧装置(图 2-1),连接管路(图 2-5),湿化器内加灭菌注射用水至刻度线。

2. 先打开湿化器开关(图 2-6),再打开空气压缩机开关,最后打开主机开关,再调湿化器温度,使温度达到 37 ℃。(图 2-7)

3. 根据病情遵医嘱选择呼吸机通气模式,调节各项参数:呼吸频率、潮气量、吸呼比、吸入氧浓度。对于无自主呼吸的患者(病人),一般选择完全控制呼吸机通气模式;对于有自主呼吸的患者,一般选择同步间歇指令通气模式。常用参数:呼吸频率 12～20 次/分,潮气量 6～8 mL/kg,吸呼比 1：(1.5～2.0),吸入氧浓度 30％～50％(图 2-8)。

4. 调节报警界限,将呼吸机与模拟肺连接,检查呼吸机是否运行良好,确认无误后方可与患者气道连接。

5. 调节管道支架,使储水瓶位于管道的最低位置(图 2-9),防止积水倒流。

6. 密切观察患者病情,观察患者呼吸与呼吸机是否同步,出现人机对抗时要改变呼吸机通气模式,必要时遵医嘱使用镇静剂。若呼吸机报警,应及时查明原因并处理。

7. 停用呼吸机时将呼吸机与患者分离,先关湿化器和主机开关,再关空气压缩机开关,将呼吸机与氧气瓶分离,切断电源。

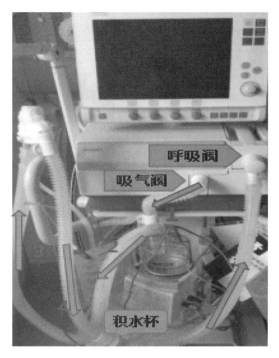

图 2-5　连接管路

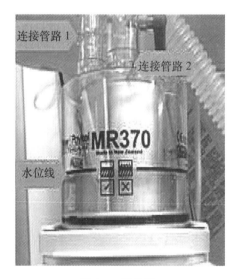

图 2-6　湿化器

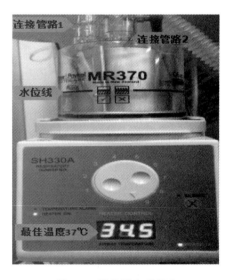

图 2-7　湿化器备用状态

8．严密观察病情变化。

9．患者：根据病情协助患者取合适体位，整理床单位。

10．用物：依据《消毒技术规范》和《医疗废物管理条例》做相应处理。

11．护士洗手，记录并签名。

【评价】

1．呼吸机管道连接无误，参数设定正确，患者得到有效治疗。

2．操作娴熟、流程规范。

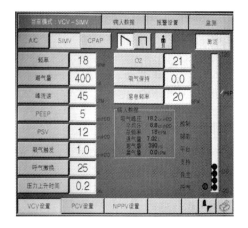

图 2-8　调节参数

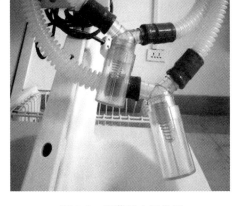

图 2-9　调节储水瓶位置

【健康教育】

1. 告知患者及家属不要轻易自行改变呼吸机管道的位置。

2. 告知患者避免牵拉呼吸机管道,防止气管插管脱出。

【注意事项】

1. 观察呼吸机连接口是否连接紧密,防止连接口脱落影响通气,同时观察连接管道是否扭曲、受压。呼吸机管道的位置要低于人工气道,以免回路中的积水反流到人工气道内。

2. 严格控制吸入氧浓度并注意管道的湿化。

3. 储水瓶应处于管道的最低位置,有水时要及时倾倒。

4. 使用中的呼吸机管道应每周清洁消毒一次,空气过滤网要每天清洁。

5. 使用呼吸机的过程中,电源电压与呼吸机电压要相符,氧气压力要满足呼吸机的要求,保证呼吸机的正常运行。

6. 使用无创呼吸机时,注意保护面罩下的皮肤。

(蒋露叶)

二、转运呼吸机操作规程(拓展)

在转运患者的过程中,用转运呼吸机进行人工通气,可维持和改善患者的呼吸。

转运呼吸机的工作原理:经呼吸道直接加压,在呼吸道开口(口腔、鼻腔、气管插管或气管切开)处,以气体直接施加正压力,高于肺泡压,产生压力差,气体进入肺内即吸气;释放压力后,肺泡压高于大气压,肺泡气排出体外即呼气。

【目的】

1. 维持和增加患者在转运过程中的机体通气量。

2. 增强患者在转运过程中的呼吸功能,改善肺通气。

3. 纠正转运过程中威胁患者生命的低氧血症。

4. 纠正和改善患者在转运过程中氧气的运输。

5. 减少患者在转运过程中的吸呼功,降低耗氧量。

【评估】

1. 评估患者病情、年龄、意识状态、生命体征、呼吸状态。

2. 配合程度:患者的文化程度、交流能力、听力等。

【计划】

1. 护士准备:着装整洁,洗手,戴口罩。

2. 物品准备:转运呼吸机(图 2-10)及其附件、氧气瓶(图 2-11)、呼吸机与氧气瓶接头、模拟肺、医嘱通知单、简易呼吸器、扳手、减压表(图 2-12)、脉氧仪(图 2-13)。患者已建立人工气道。

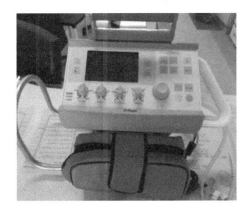

图 2-10 转运呼吸机

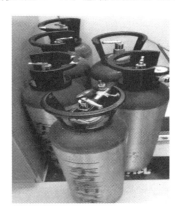

图 2-11 氧气瓶(转运呼吸机专用)

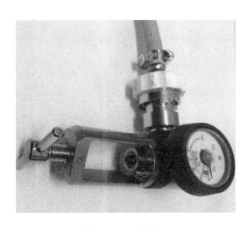

图 2-12 减压表

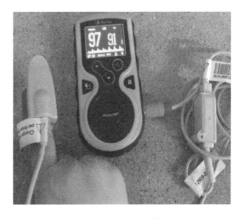

图 2-13 脉氧仪

3. 环境准备:保持环境安静、整洁。

4. 核对医嘱,携用物至患者床旁。

5. 辨识患者,向患者及家属解释运用转运呼吸机的目的和过程,并取得同意。

【实施】

1. 检查转运呼吸机管道连接是否正常,主要检查管道是否漏气。

2. 打开电源开关和氧气瓶阀门。

3. 根据病情遵医嘱选择呼吸机通气模式,调节各项参数:呼吸频率、潮气量、吸呼比、吸入氧浓度。对于无自主呼吸的患者,一般选择完全控制呼吸机通气模式;对于有自主呼吸的患者,一般选择同步间歇指令通气模式。常用参数:呼吸频率 12～20 次/分;潮气量 8～10 mL/kg;吸呼比 1:(1.5～2.0);吸入氧浓度 30%～50%。

4. 设置报警界限,连接模拟肺,确认呼吸机运转是否正常(图 2-14)。

5. 确认参数及患者信息无误后,将呼吸机与患者连接。

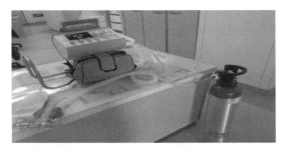

图 2-14　转运呼吸机的准备

6. 在转运途中密切观察呼吸机运转及报警情况,发生异常且不能在短时间内排除故障时,要及时脱机,连接简易呼吸器进行辅助呼吸并向医生报告。

7. 在转运途中严密观察患者病情、患者呼吸与呼吸机是否同步,有无相关并发症的发生,若出现人机对抗时要改变呼吸机通气模式,必要时遵医嘱使用镇静剂。若呼吸机报警,应及时查明原因并处理。

8. 返回病房后,撤下转运呼吸机,将备好的呼吸机与患者连接,关闭转运呼吸机。

9. 整理用物,将转运呼吸机清洁消毒备用。依据《消毒技术规范》和《医疗废物管理条例》做相应处理。

10. 护士洗手,记录并签名。

【评价】

1. 无菌观念强,管道连接无误,参数设定正确。

2. 手法正确、操作熟练、动作轻巧。

3. 患者病情稳定。

【健康教育】

1. 告知患者及家属使用转运呼吸机的必要性。

2. 注意患者使用转运呼吸机后的病情变化。

【注意事项】

1. 观察转运呼吸机连接口是否连接紧密,防止连接口脱落影响通气,同时观察连接管道是否扭曲、受压。呼吸机管道的位置要低于人工气道,以免回路中的积水反流到人工气道。

2. 根据患者情况选择合适的呼吸机通气模式及参数值。

3. 每次使用转运呼吸机后检查氧气压力,如不足应及时更换氧气瓶。

(蒋露叶)

三、密闭式吸痰技术

密闭式吸痰技术是对于配备有密闭式吸痰管(图 2-15)的患者,利用负压作用,经人工气道将呼吸道分泌物吸出,以保持呼吸道通畅的一种操作技术。

【目标】

1. 清除呼吸道分泌物,保持呼吸道通畅。

2. 增强呼吸功能,改善肺通气。

3. 预防肺不张、坠积性肺炎等肺部感染。

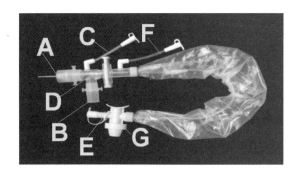

图 2-15　密闭式吸痰管

A—连接气管插管或气管切开套管;B—连接吸氧管或呼吸机;
C—滴药口;D—透明三通接头;E—负压连接管;F—冲洗接口;G—负压控制阀

【评估】

1. 评估患者病情、年龄、意识状态、生命体征、缺氧程度、痰液的性状。

2. 评估患者配合程度,确定是否能进行密闭式吸痰。

【计划】

1. 护士准备:着装整洁,洗手,戴口罩。

2. 物品准备:负压吸引器或负压吸引装置、听诊器、灭菌注射用水、一次性输液器、洗手液、医疗垃圾袋、生活垃圾袋等。

3. 环境准备:关闭门窗,调节室温,必要时用屏风遮挡,请无关人员回避。

4. 核对医嘱,携用物至患者床旁。

5. 辨识患者,向患者及家属解释吸痰的目的和过程,并取得同意。

【实施】

1. 选择适当型号的密闭式吸痰管,确认导管规格合适,包装完好,吸痰管外径不应超过导管内径 1/2,长度应以深入气管导管下方 2～3 cm 为宜。

2. 检查密闭式吸痰管的有效期及密闭性、完整性。

3. 将密闭式吸痰管的负压控制阀与负压吸引器引流管连接,注意连接紧密,防止脱开。

4. 将密闭式吸痰管三通分别与患者人工气道(气管插管或气管切开套管)、呼吸机 Y 形管连接。

5. 将密闭式吸痰管可旋转接头连接于气管插管内管(图 2-16)或气管切开套管接头上,将日期标签贴在抽吸控制钮上。

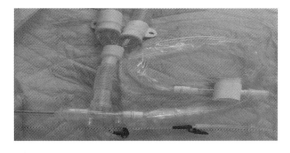

图 2-16　可旋转接头连接于气管插管内管

6. 检查灭菌注射用水,开启后记录开启时间,确认灭菌注射用水包装完好,在有效期内。

7. 检查输液器包装及有效期。

8. 输液器与灭菌注射用水连接,末端与冲洗接口连接,确认密闭连接。

9. 检查仪器设备的完好状态,将旋转接头一端连接呼吸机蛇形管,盖上冲水口上盖并连接负压吸引器。患者连接密闭式吸痰管如图 2-17 所示。

10. 协助患者取合适体位。

11. 以正确的方法给予纯氧吸入。

12. 打开负压吸引器,调节负压,根据患者情况及痰液黏稠情况调节负压,成人调至－400～－300 mmHg,儿童调至－300～－250 mmHg。胃负压过大可引起呼吸道黏膜损伤。

13. 左手拇指抬起,放松负压阀,右手将吸痰管缓慢送入气管套管至所需深度后上提 0.5 cm。在无负压状态下送入吸痰管。密闭式吸痰过程如图 2-18 所示。

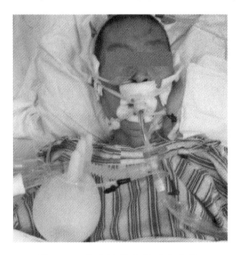

图 2-17　患者连接密闭式吸痰管

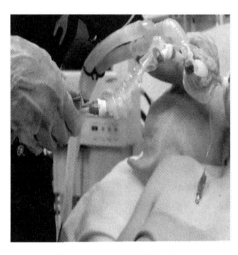

图 2-18　密闭式吸痰过程

14. 左手拇指按压负压阀,右手边旋转、边吸引、边向上提吸痰管。吸痰时间 5～15 s,不宜反复上下提插。

15. 分泌物黏稠的处理:可经旋转接头上方延长管冲水口滴入少量无菌生理盐水,稀释后再进行抽吸。

16. 吸痰管退出时,抽吸无菌生理盐水冲洗导管,听诊肺部,根据患者情况决定是否再次吸引。

17. 整理用物,协助患者取舒适体位。吸痰结束,关掉吸引开关,肺部听诊,判断湿啰音有无减弱或消失。

18. 记录吸引情况:吸痰时间,吸痰路径,痰液的量、颜色、性状,吸引前后的呼吸情况。

19. 用物分类处理。

【评价】

1. 痰液咳出,患者病情得以改善。

2. 肺部听诊湿啰音消失或减弱。

3. 无菌观念强。

【健康教育】

1. 告知患者吸痰过程中如有不适应及时示意护士。

2. 指导患者及家属吸痰后的注意事项。

【注意事项】

1. 密闭式吸痰管每天更换 1 次,有污染或疑有污染时,随时更换。无菌生理盐水袋/瓶(冲洗用)每 24 h 更换 1 次。

2. 密闭式吸痰管三通接头各部位连接必须正确。

3. 吸痰完毕,退出吸痰管,以免堵塞气道。

4. 必须掌握正确的吸痰管冲洗方法。冲洗前先按下负压阀,再放生理盐水。冲洗完毕先关生理盐水,待将吸痰管内冲洗液充分吸尽后再放开负压阀,避免液体进入气道。

5. 吸引压力:成人为$-400\sim-300$ mmHg;儿童为$-300\sim-250$ mmHg。

(蒋露叶)

四、气管切开术后护理技术

气管切开术后护理技术是指通过对气管切开切口处的换药、吸痰等操作,维持气管切开套管的清洁无菌、防止感染及肺炎发生的技术。

【目的】

1. 保持气管切开套管的清洁无菌,减少感染的发生。

2. 吸尽气管切开套管内痰液,预防肺部感染。

【评估】

1. 评估患者病情、血氧饱和度、配合程度、痰液的黏稠度和量。

2. 评估患者气管切开切口处的皮肤有无渗出、红肿等。

【计划】

1. 护士准备:着装整洁,洗手,戴口罩。

2. 物品准备:一次性换药包、一次性吸痰管、碘伏、酒精、一次性无菌手套、10 mL 空针、消毒液、气囊测压仪(图 2-19)等。

3. 环境准备:保持环境安静、整洁。

4. 核对医嘱,携用物至患者床旁。

5. 辨识患者,向患者及家属解释气管切开术后护理的目的及过程,并取得同意。

【实施】

气管切开切口处换药。

1. 听诊肺部是否有痰鸣音(图 2-20)。

2. 操作前要维持气囊压力(图 2-21)在 $25\sim30$ cmH$_2$O 之间,预防呼吸机相关性肺炎。

3. 吸痰:先吸气道(图 2-22)再吸口鼻腔内的痰液。

4. 打开一次性换药包,备好碘伏纱布球、酒精棉球,备弯盘(图 2-23)。

5. 戴手套。

6. 用碘伏纱布球消毒伤口周围的皮肤和套管翼两遍(图 2-24)。切口处:上半圆—下半圆。周围皮肤:对侧—上侧—下侧—近侧(切口处皮肤用生理盐水或碘伏,周围皮肤用酒精)。气管切开套管口有痰痂用酒精棉球清洗干净。

如皮肤消毒用碘酊,需用酒精脱碘(图 2-25)。

7. 将无菌方纱用无菌剪刀剪成"Y"形开口垫于气管切开套管下,如果切口处渗血或渗痰较多,可考虑用气切型泡沫敷料(图 2-26)。

8. 检查气管切开套管固定是否妥善,并在管口上覆盖一层湿纱布,定期更换。

9. 检查气囊压力是否维持在 25～30 cmH$_2$O。

10. 协助患者取舒适体位,用物分类放置。

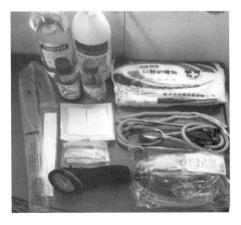

图 2-19　物品准备

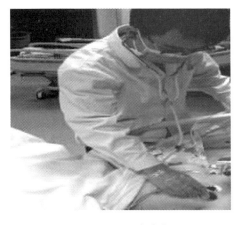

图 2-20　听痰鸣音

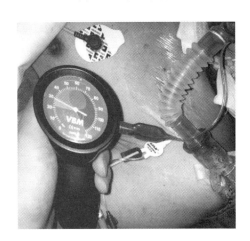

图 2-21　测气囊压力

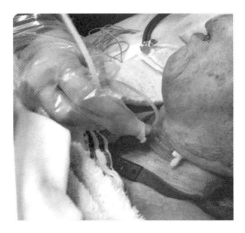

图 2-22　吸痰

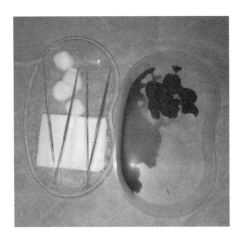

图 2-23　备弯盘

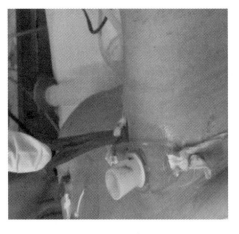

图 2-24　消毒皮肤

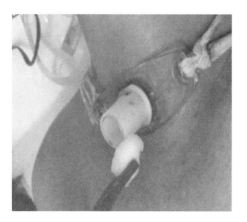

图 2-25　酒精脱碘

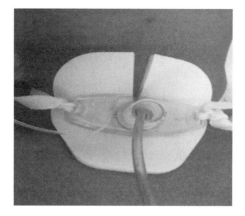

图 2-26　气切型泡沫敷料垫于气管切开套管下

【评价】

1. 气管导管通畅,无大量痰液。

2. 气管切开切口处无渗血、红肿及皮下气肿等。

3. 吸氧患者氧气管前端固定良好,无滑脱。

【健康教育】

1. 告知患者不要用手触摸气管切开切口处,勿拉扯导管,以防脱出。

2. 告知患者及家属如发现切口处有红、肿、热、痛、痒等不适情况,应立即告诉医护人员。

【注意事项】

1. 每天早、中、晚三次更换切口处敷料,并清洗套芯,有痰液或血液污染时立即更换。

2. 床旁备好气管切开护理包,每 24 h 更换 1 次。

3. 按需给予患者吸痰,并评估痰液颜色、性状、量的变化,如有异常及时报告医生。

4. 给予气管切开的患者鼻饲时,应当抬高床头 30°以上,防止误吸的发生。

(蒋露叶)

五、气囊上滞留物清除技术

气囊上滞留物(图 2-27)清除技术是指利用负压作用,用导管将气囊上方储积的口腔分泌物、食物残渣或胃食管反流物清除的一种方法。

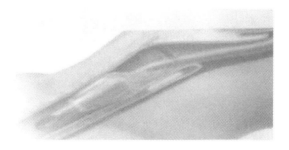

图 2-27　气囊上滞留物

气囊上滞留物清除技术的原理:在患者吸气末呼气初挤压简易呼吸器,在肺充分膨胀的同时放气囊,在气管插管与气管壁之间产生较大的呼气气流且流速快,将储积在气囊上的分泌物冲至口咽部。

【目的】

1. 保证潮气量。

2. 防止误吸。

3. 维持麻醉平稳。

【评估】

1. 评估病情、年龄、意识状态、生命体征、缺氧程度、吸痰指征。

2. 心理状态：情绪反应、配合程度。

3. 检查口腔及鼻腔黏膜有无溃疡。

【计划】

1. 护士准备：着装整洁、洗手、戴口罩。

2. 物品准备（图2-28）：吸痰设备、吸氧设备、注射器、气囊测压表、简易呼吸器等。

3. 环境准备：安静、整洁、光线好。

4. 核对医嘱，携用物至患者床旁。

5. 辨识患者，向患者及家属解释气囊上滞留物清除的目的和过程，并取得同意。

【实施】

1. 分别清除气管内、口腔内、鼻腔内分泌物（图2-29）。

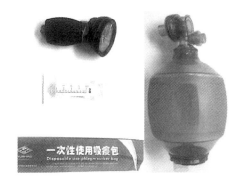

图2-28　物品准备

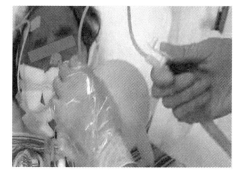

图2-29　清除口鼻腔内分泌物

2. 将简易呼吸器与气管插管连接。

3. 在患者吸气末呼气初挤压简易呼吸器气囊（图2-30），使肺充分膨胀，同时助手放气管插管气囊。

4. 放松简易呼吸器气囊（图2-31）的同时迅速充气管插管气囊，使用气囊测压表测压，使达到适合的充气量（25～30 cmH$_2$O），同时吸引气道及口鼻腔内分泌物。

5. 连接呼吸机或氧气瓶。

6. 如此操作可重复2～3次，直至完全清除气囊上滞留物为止，重复操作时可让患者休息2～5 min。

7. 吸引过程中，注意观察患者的面色、血氧饱和度、吸出物的性状、生命体征、SpO$_2$情况等。

8. 协助患者取舒适体位，病床整洁、舒适。用物分类处理，清洗和消毒可重复使用的物品，医疗垃圾和生活垃圾分开处理。

9. 记录吸引情况：吸引的时间，吸出物的量、颜色、性状，吸引前后的呼吸情况。

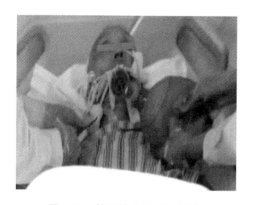

图 2-30 挤压简易呼吸器气囊

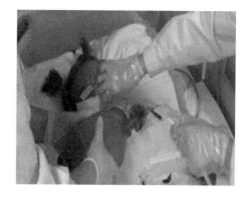

图 2-31 放松简易呼吸器气囊

【评价】

1. 无菌观念强。

2. 患者呼吸道通畅,感觉舒适。

3. 手法正确,操作熟练,动作轻巧。

【健康教育】

1. 为了防止呼吸机相关性肺炎的发生,告知患者要积极配合此项操作。

2. 气囊压力要定时监测。

【注意事项】

1. 防止误吸,在气囊放气之前,要先经鼻腔、口腔充分吸引分泌物。

2. 监测气囊充气压力:若充气过度,会造成气管黏膜损伤;若充气不足,会造成潮气量丢失、误吸等。

3. 操作过程中,两名医护人员密切配合,气囊放气与简易呼吸器冲击应同步进行,并于呼气末迅速充盈气囊,以免分泌物逆流进入下呼吸道。

(蒋露叶)

六、排痰仪操作规程

排痰仪是一种通过振动松动痰液而利于痰液咳出的机器。排痰仪根据物理定向叩击原理设计,可依据患者的病情、体重指数调节振动频率,作用于深的细小气道,有效排除深部组织的痰液,从而改善肺通气状况。

【目的】

1. 治疗呼吸系统疾病,有效清除呼吸系统分泌物,减少细菌感染,减轻或防止肺炎、肺脓肿、肺不张等疾病发生。

2. 改善肺部血液循环,促进呼吸肌产生咳嗽反射,有利于机体康复。

3. 手术后或体弱患者的呼吸道护理,保证呼吸道通畅,预防呼吸道感染等并发症发生。

【评估】

1. 评估患者病情、意识状态及配合程度。

2. 评估患者肺部情况,确定是否能进行振肺治疗。

【计划】

1. 护士准备:着装整洁,洗手,戴口罩。

2. 物品准备:排痰仪(图2-32)、叩击头、负压吸引装置、一次性无菌手套、一次性吸痰管、听诊器、多头电插座、弯盘、卫生纸、医疗垃圾袋、生活垃圾袋等。

3. 环境准备:关闭门窗,调节室温,必要时用屏风遮挡,请无关人员回避。

4. 核对医嘱,携用物至患者床旁。

5. 辨识患者,向患者及家属解释使用排痰仪的目的和过程,并取得同意。

【实施】

1. 将排痰仪固定好,接通电源。

2. 协助患者取侧卧位,充分暴露治疗部位。

3. 根据患者病情和体质情况调节振动频率(图2-33)。

4. 按照从下至上、从外至内的顺序进行振动排痰,每一位置持续振动1~2 min,1~2 min后移动叩击头,继续振动。

5. 时间到后停止振肺,给予空心掌手法叩背排痰。(图2-34、图2-35)

6. 按照以上步骤转至对侧进行排痰治疗,并鼓励患者将痰液咳出,咳痰无力者可采取吸痰法吸出。

7. 帮助患者整理衣物,协助患者取舒适体位,收拾用物,洗手。

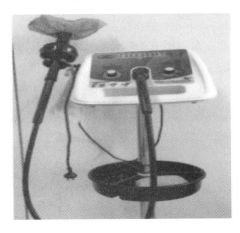

图2-32　排痰仪

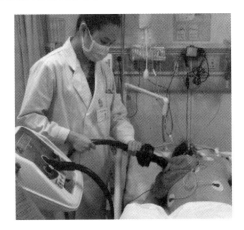

图2-33　排痰治疗

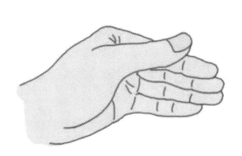

图2-34　空心掌

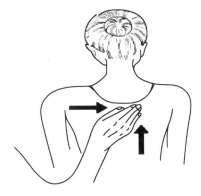

图2-35　空心掌手法叩背排痰

【评价】

1. 痰液咳出,患者病情得以改善。

2. 肺部听诊湿啰音消失或减弱。

【健康教育】

1. 告知患者振肺过程中如有不适应及时告知护士。

2. 指导家属和患者勿私自进行肺部物理治疗等。

【注意事项】

1. 排痰仪禁止空转,应在压力下工作,不要剧烈弯曲传送缆线。

2. 叩击头应紧贴患者皮肤,振肺过程中在每个部位应有所停留,以达到有效治疗。

3. 选择排痰仪振动频率时,应在患者能耐受范围之内。

4. 治疗部位不宜太靠下,应避开肾脏区域。

5. 禁忌证:皮下感染、肺部肿瘤、气胸、肺脓肿、肺结核、胸腔积液及胸壁疾病、肺出血及咳血、急性心梗、房颤、室颤、心脏内附壁血栓及其他不耐受者等。

6. 使用叩击头时,要使用塑料或一次性纸质叩击罩,避免交叉感染。

7. 每天治疗 2～4 次,选择在餐前 1～2 h 或餐后 2 h 进行治疗,治疗前先进行 20 min 雾化,治疗后 5～10 min 为患者叩背排痰。

8. 排痰仪的机箱、导线、支架和托盘等须定时用中性肥皂液进行清洁,清洁时要确保没有液体滴入或渗入马达。

(蒋露叶)

七、胸、腹式呼吸训练

胸式呼吸:通过外肋间肌的收缩提起肋骨、扩展胸腔,以吸气进肺,当内肋间肌收缩时,可牵引肋骨,使胸腔缩小,空气从肺内呼出。呼吸作用是通过胸腔有节奏地扩张和缩小的过程完成气体交换。

腹式呼吸:让膈上下移动,由于吸气时膈会下降,把脏器挤到下方,因此腹部会膨胀,而非胸部膨胀。为此,呼气时膈将会比平常上升,因而可以进行深度呼吸,呼出较多易停滞在肺底部的二氧化碳。

【目的】

扩大胸廓,扩张小气道和肺泡,增加肺泡通气量,减少生理死腔量,减少死腔通气量,从而得到最大的肺活量。

【评估】

1. 评估患者是否可正确理解操作的目的。

2. 评估患者是否有影响训练的基础疾病,如瘫痪、营养不良等。

【计划】

1. 护士准备:着装整洁,洗手,戴口罩。

2. 物品准备:护理记录单。

3. 环境准备:安静、光线明亮、温度适宜。

4. 核对医嘱。

5. 辨识患者,向患者及家属解释操作的目的及过程,并取得配合。

【实施】

1. 胸式呼吸训练。

(1) 吸气方式:吸气时气体由鼻孔吸入,把气体深缓地吸入肺底部,保持 3 s,然后缓缓呼气。(图 2-36)

(2) 呼气方式:呼气时气体经口腔呼出,要缩拢双唇起到增加气道阻力作用,使气体经过缩窄的双唇之间缓慢呼出。(图 2-37)

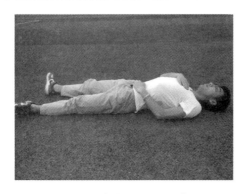
图 2-36　胸式呼吸——吸气

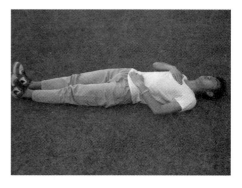
图 2-37　胸式呼吸——呼气

(3) 可配合躯体动作:举手时吸气,放手时呼气,充分提高呼吸效率。

(4) 可将一只手放在胸壁上,另一只手放在腹壁上,吸气时可感受到胸壁上升,呼气时可感受到胸壁下降。

(5) 吸气与呼气的时间比为 1∶2 较适宜,呼吸每分钟五六次即可。

(6) 呼吸训练一般每天两次,可选择在上午 10 时和下午 4 时,每次约 10 min。

(7) 膈肌下降 1 cm 相当于增加 100 mL 的潮气量。

2. 腹式呼吸训练。

(1) 吸气方式:吸气时气体由鼻孔吸入,把气体深缓地吸入肺底部,保持 3 s,然后缓缓呼气。(图 2-38、图 2-39)

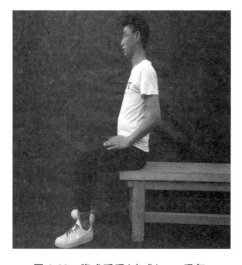
图 2-38　腹式呼吸(坐式)——吸气

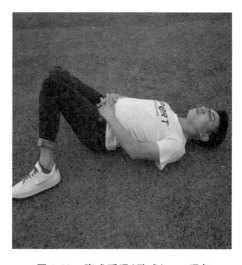
图 2-39　腹式呼吸(卧式)——吸气

（2）呼气方式:呼气时气体经口腔呼出,要缩拢双唇起到增加气道阻力作用,使气体经过缩窄的双唇之间缓慢呼出。（图 2-40、图 2-41）

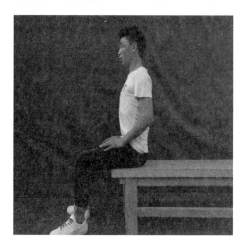
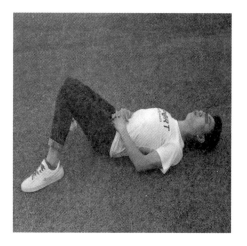

图 2-40　腹式呼吸(坐式)——呼气　　　　　图 2-41　腹式呼吸(卧式)——呼气

（3）可配合躯体动作:举手时吸气,放手时呼气,充分提高呼吸效率。

（4）可将双手放在腹部,吸气时可感受到腹部鼓起,呼气时可感受到收腹。

（5）吸气与呼气的时间比为 1:2 较适宜,呼吸每分钟五六次即可。

（6）呼吸训练一般每天两次,可选择在上午 10 时和下午 4 时,每次约 10 min。

（7）膈肌下降 1 cm 相当于增加 100 mL 的潮气量。

【评价】

1. 患者掌握正确的胸式呼吸和腹式呼吸方法。

2. 患者膈肌下降。

3. 患者能够耐受训练,无头晕、疲劳症状。

【健康教育】

告诉患者正确进行呼吸训练的方法。

【注意事项】

1. 训练过程要由简至繁,待患者掌握动作要领后再进行下一步训练。

2. 在训练过程中,若患者出现不适与疲劳症状,要及时终止训练。

3. 要评估呼吸训练的效果,如膈肌下降的幅度。

4. 训练过程中随时观察患者生命体征。

（蒋露叶）

八、体位引流

体位引流是指利用重力的作用,抬高患部位置,让支气管开口向下,使肺、支气管内分泌物排出体外。体位引流适用于治疗慢性阻塞性肺疾病、肺脓肿,尤其是慢性支气管炎和支气管扩张等。

【目的】

1. 使气管内分泌物排出体外,达到最佳的引流效果。

2. 提高含氧量,有效改善机体缺氧状态。

3. 改善呼吸肌肌力,产生咳嗽反射。

【评估】

1. 评估患者的病情,是否有影响训练的基础疾病如瘫痪、营养不良、心血管疾病、颅内压增高,以及患者的耐受力和配合程度。

2. 听诊肺部以评估湿啰音集中的部位。

3. 确定 X 线胸片提示的炎症病灶所在的肺叶或肺段,以评估有效的引流体位。

4. 评估环境是否清洁、舒适、安静,可适当采取遮蔽措施。

【计划】

1. 护士准备:着装整洁,洗手,戴口罩。

2. 物品准备:枕头、软垫等协助体位摆放的用具,备好痰杯、纸巾和听诊器,检查、调节排痰仪,设定时间为 10～15 min。备好其他抢救物品,如负压吸引器、吸痰管等及护理记录单。

3. 环境准备:关闭门窗,调节室温,必要时用屏风遮挡,请无关人员回避。

4. 核对医嘱,携用物至患者床旁。

5. 辨识患者,向患者及家属解释体位引流的目的和过程,并取得同意。

【实施】

1. 选择有效的体位:坐位或半卧位促进肺上叶引流;由一侧卧位转为仰卧位再转为另一侧卧位促进肺中叶引流;头低足高位、俯卧位促进肺下叶引流(图 2-42)。

2. 指导患者间歇深呼吸,并用力咳嗽,将蓄积的痰液从小气管引流到气管。

3. 使用空心掌(图 2-43)叩背或使用排痰仪治疗(图 2-44),以促进痰液排出。

4. 协助患者有效咳嗽、排痰,并将痰液置于痰杯中。清洁患者面部。

5. 操作完毕,协助患者坐起。整理床单位,洗手。将排痰仪整理好备用。

6. 准确记录引流时间(15 min)。详细记录患者病情和生命体征,以及痰液情况,如性状、量(图 2-45)和颜色。

【评价】

1. 患者在进行体位引流时能够很好地配合,采取的体位患者能够耐受。

2. 患者在体位引流作用下咳出大量痰液。

3. 听诊患者肺部呼吸音改变、痰鸣音消失。

4. X 线胸片显示肺内分泌物情况有所好转,并通过血气分析监测肺内分泌物清除效果,提供氧合作用的客观数据,血气分析结果趋于好转。

【健康教育】

1. 指导患者在进行体位引流过程中同时做腹式呼吸,促进分泌物的排出。

2. 告知患者体位引流时如有不适应及时告知医护人员。

3. 指导患者体位引流后用清水或漱口液漱口,减少呼吸道感染的机会。

【注意事项】

1. 体位引流过程中护士应密切观察患者的病情变化,如感到头晕、眩晕、呼吸困难加重,应立即停止体位引流。

2. 引流体位不宜刻板执行,必须采用患者既能接受又易于排痰的体位。

3. 在进行支气管体位引流前 5～10 min 雾化吸入祛痰药;痰液较多者应严密监护,以免引起窒息,必要时用纤维支气管镜吸痰。

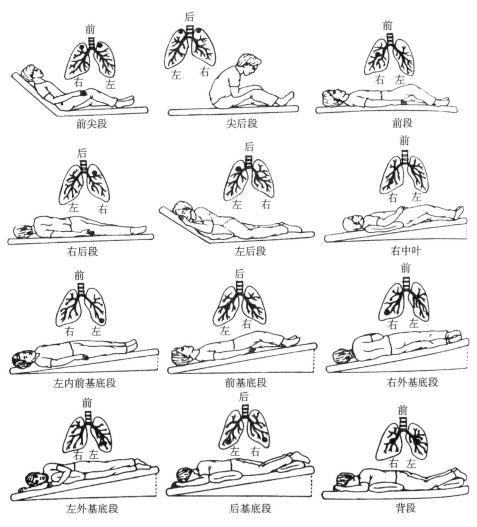

前尖段 尖后段 前段

右后段 左后段 右中叶

左内前基底段 前基底段 右外基底段

左外基底段 后基底段 背段

图 2-42 各肺段的引流体位

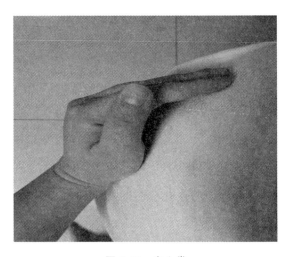

图 2-43 空心掌

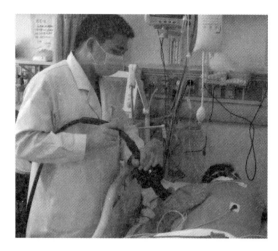

图 2-44　使用排痰仪治疗

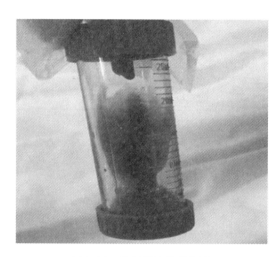

图 2-45　记录痰液性状和量

4. 一般每天体位引流次数为 2～3 次,每次 15～20 min,身体倾斜 10°～45°。护理人员应准确记录 24 h 痰量。

5. 头部外伤、胸部创伤、咯血、严重心血管疾病的患者不宜采用头低足高体位引流。

6. 预防因体位变化而对血流动力学的影响,如血压骤然增高、颅内压增高、腹内压增高、心力衰竭、动脉瘤破裂等。

（蒋露叶）

九、纤维支气管镜吸痰的护理配合技术（拓展）

临床上常用经口鼻吸痰法,但一些患者存在影响经口鼻吸痰的因素,而不能达到彻底清除分泌物的目的,所以在纤维支气管镜直视下把气道分泌物抽吸干净以达到吸痰的目的。

纤维支气管镜吸痰的原理:纤维支气管镜由于其管径细且曲度大、可视范围广、照明清晰度高、安全,易插入段、亚段支气管甚至更细的支气管,可在直视下把气道分泌物抽吸干净以达到吸痰的目的。

【目的】

1. 清除呼吸道分泌物,保持呼吸道通畅。

2. 增强呼吸功能,改善肺通气。

3. 预防肺不张、坠积性肺炎等肺部感染。

【评估】

1. 评估患者病情、年龄、意识状态、生命体征、缺氧程度、痰液的性状。

2. 评估患者配合程度,确定是否能进行纤维支气管镜吸痰。

【计划】

1. 护士准备:着装整洁,洗手,戴口罩。

2. 物品准备:纤维支气管镜、负压吸引器、中心吸氧装置、冲洗液、润滑剂、一次性无菌手套、一次性吸痰管、手电筒、棉签、听诊器、抢救车、医疗垃圾袋、生活垃圾袋、生理盐水、20 mL注射器、5 mL注射器、痰培养管、利多卡因注射液、砂轮、碘伏、心电监护仪、气囊压力表等。认真检查吸痰装置、吸氧装置,注意吸痰管的型号、有效期及包装的完好状态。(图 2-46 至图 2-48)

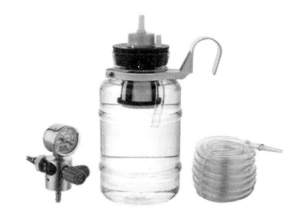

图 2-46　负压吸引装置

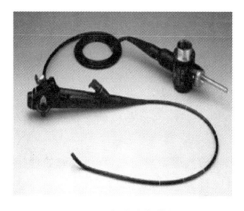

图 2-47　纤维支气管镜

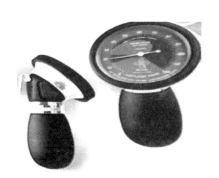

图 2-48　气囊压力表

3. 环境准备:关闭门窗,调节室温,必要时用屏风遮挡,请无关人员回避。

4. 核对医嘱,携用物至患者床旁。

5. 辨识患者,向患者及家属解释纤维支气管镜吸痰的目的和过程,并取得同意。

【实施】

1. 使用纤维支气管镜吸痰前充分吸氧。

2. 告知患者及家属操作的目的及注意事项。

3. 让患者处于监护状态,监测心率、血压、呼吸频率、血氧饱和度,对老年和心血管疾病患者,术前应作心电图检查。

4. 纤维支气管镜操作中的体位,多选用去枕平卧位,肩下垫枕、头后仰。病情需要者也可选用半卧位或坐位。

5. 协助给予麻醉剂。

6. 插入途径,一般选经鼻或经口,或经气管切开或气管插管处进入。

7. 若经鼻插入,用棉签检查鼻腔有无分泌物,有无出血,是否通畅;若经口插入,用手电筒检查口腔有无溃疡及出血,若有义齿应取下。

8. 按纤维支气管镜常规插入方法,由鼻腔插入并顺序吸出鼻腔、咽喉的分泌物。嘱患者深吸气时,将镜子送入气管内,边插入边吸痰,留取气管内分泌物作培养。若痰液不易吸出,则可灌洗生理盐水 5～10 mL,一次不可灌洗过多,应反复灌洗,直至吸出痰液及灌洗液为止。(图 2-49)

9. 严密监测生命体征(图 2-50),及时判断麻醉情况,及时记录生命体征及痰液的颜色、性状、量,根据麻醉情况,遵医嘱追加麻醉药物。

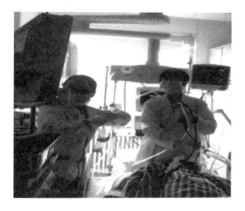

图 2-49 纤维支气管镜吸痰留取痰标本

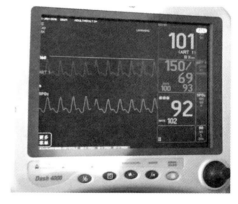

图 2-50 严密监测生命体征

10. 严密监测血氧饱和度,如有下降应及时通知医生。

11. 有呼吸困难、低氧血症表现时,镜检时应给氧,并及时记录。

12. 纤维支气管镜勿折叠或弯曲,纤维支气管镜操作后妥善处理。

13. 术后患者应安静休息,一般在 2 h 之后才可进食或饮水,以免因咽喉仍处于麻醉状态而导致误吸,应尽量少讲话,让声带得到休息。

14. 若操作过程中出现气道损伤,须密切关注患者的气道出血情况,以便及时处理。

15. 机械通气者氧合作用稳定后,须及时调整呼吸机参数(图 2-51)。

16. 若无禁忌,抬高床头(图 2-52)至少 30°。

17. 清理用过物品和器械,及时清洗和消毒纤维支气管镜。针对用物的不同种类,依据《消毒技术规范》的具体要求做相应处理。

18. 记录操作过程和检查结果。

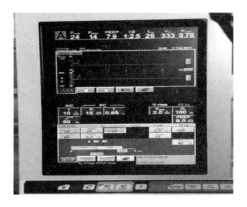

图 2-51 调节呼吸机参数

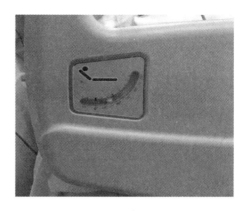

图 2-52 抬高床头标志

【评价】

1. 痰液咳出,患者病情得以改善。

2. 肺部听诊湿啰音消失或减弱。

3. 无菌观念强。

【健康教育】

1. 告知患者纤维支气管镜插入过程中如有不适应及时告知护士。

2. 指导家属和患者使用纤维支气管镜吸痰后的注意事项。

【注意事项】

1. 术前应详细了解患者的病史和体格检查情况,对拟插管的鼻腔作鼻窥镜检查,经口插入时,若有义齿应取下。详细分析 X 线胸片、CT 片,准确定位。

2. 术前必须仔细检查器械各部,管道、吸引管是否畅通,调节是否灵活,插入部是否光滑,塑料软管有无破损,活检钳是否灵活、锐利,毛刷有无折断,透镜接上冷光源后视野是否清晰。

3. 术前应充分考虑,确定所选用的气管导管。

4. 对老年和心血管疾病患者,术前应作心电图检查。

5. 纤维支气管镜勿折叠或弯曲。

6. 恰当设置机械通气参数,操作中保证充分的氧合。

7. 操作者应熟悉并充分准备麻醉镇静剂。

8. 为防误吸,镜检术后应禁食、禁饮 2 h,待麻醉作用消失后方可进食并尽量少讲话,使声带得到休息。

9. 术后 24～48 h 注意观察患者体温,听诊肺部啰音,观察有无气道损伤、出血、喉头水肿、气道痉挛、心律失常等并发症。

10. 严格执行无菌操作。

(蒋露叶)

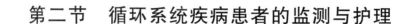

第二节　循环系统疾病患者的监测与护理

　　循环系统功能监护是指通过应用各种监护技术连续监测患者的心率、血压、血氧饱和度、中心静脉压、心排血量、尿量等的变化，从而评估患者心脏功能及组织状态，达到及时发现、及早干预、及时评价治疗效果的目的。本节主要介绍心电监护技术、有创血压监测技术、中心静脉压监测技术、中心静脉导管维护技术、PICC/CVC 输液法、PICCO 监测技术等。

一、心电监护技术

　　心电监护技术是指应用心电监护仪连续动态监测和记录患者的心率、血压、血氧饱和度、呼吸频率等的变化，为医护人员应急处理和治疗提供依据的技术。

　　【目的】

　　1. 动态观察患者的心率、呼吸频率、血压、血氧饱和度的变化。

　　2. 监测血流动力学变化。

　　3. 记录和存储心电图的信息和变化趋势。

　　4. 为诊治和护理提供数据资料。

　　【评估】

　　1. 评估患者的意识状态及配合程度。

　　2. 评估患者胸前皮肤有无破损、瘢痕等。

　　【计划】

　　1. 护士准备：着装整洁，洗手，戴口罩。

　　2. 物品准备：心电监护仪（性能完好、各插件连接正确）、电极片、湿纱布。

　　3. 环境准备：环境清洁、安静，关闭门窗，请无关人员回避，必要时用屏风遮挡。

　　4. 核对医嘱，携用物至患者床旁。

　　5. 辨识患者，向患者及家属解释心电监护的目的及过程，并取得同意。

　　【实施】

　　1. 打开心电监护仪开关，行机器自检（图 2-53）。

　　2. 解开患者上衣纽扣，清洁放置电极片部位的皮肤（图 2-54）。将电极片与电极导线相连，按正确位置贴于患者胸腹部（图 2-55）。

　　3. 排尽血压计袖带中气体，绑血压计袖带，将血氧饱和度指夹（探头）夹在患者手指末端（图 2-56）。

　　4. 观察各监测项目波形显示，调整导联、波形、波幅并设定报警界限，打开报警系统（图 2-57、图 2-58）。

　　5. 记录心电监护仪显示的各项指标数据。

　　【评价】

　　1. 患者心电示波波形清晰、无干扰。

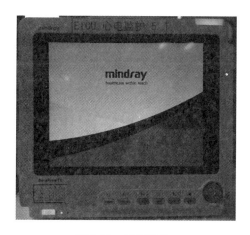

图 2-53 开机自检

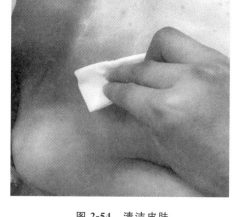

图 2-54 清洁皮肤

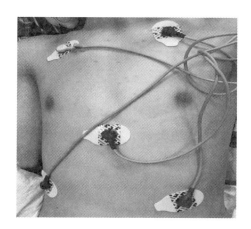

图 2-55 连接导线

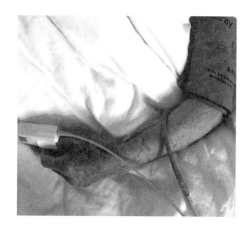

图 2-56 绑袖带、夹探头

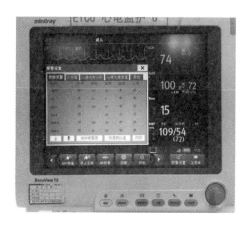

图 2-57 设定报警界限

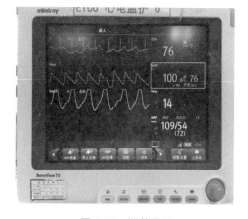

图 2-58 调整界面

2.患者血氧饱和度探头接触良好、数值正常。

3.患者血压计袖带位置及松紧合适。

【健康教育】

1.告知患者不要自行移动或摘除电极片及血氧饱和度探头。

2. 告知患者及家属避免在心电监护仪附近使用手机,以免干扰监护波形。

3. 指导患者及家属学会观察电极片周围皮肤情况,如有痒痛感或其他异常应及时告诉护士。

【注意事项】

1. 注意定期维护和保养心电监护仪,避免其受阳光直射或靠近热源。

2. 贴电极片的位置应选择在避开疖肿、破溃、瘢痕、除颤部位。注意观察局部皮肤及指甲情况,要定时更换电极片及改变血氧饱和度探头位置。

3. 血压计袖带缠绑松紧应适度,以能放入一指为宜。长期监测血压要经常改变袖带位置,以预防测量部位皮下瘀血。

（蒋露叶）

二、有创血压监测技术

有创血压监测是指经体表插入各种导管或监测探头至血管腔内直接测定血压,从而提供连续、可靠、准确的血压值。

【目的】

1. 可连续、准确提供动脉压数据,反映心肌收缩压、血容量以及周围血管阻力。

2. 经动脉导管抽取动脉血及其他检验所需血标本。

【评估】

1. 评估患者病情、血压及配合程度。

2. 评估穿刺部位的皮肤情况、肢体的血液循环等。

【计划】

1. 护士准备:着装整洁,洗手,戴口罩。

2. 物品准备:心电监护仪、有创压力传感器(图 2-59)、压力套装、压力袋(图 2-60)、肝素生理盐水(肝素钠一支加生理盐水 8 mL,稀释至 10 mL 后取 2 mL 加至 500 mL 生理盐水中)、动脉穿刺针、无菌治疗巾、透明敷料贴、水平尺等。

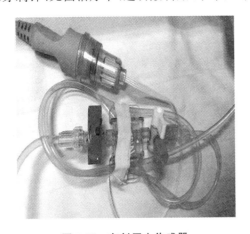

图 2-59　有创压力传感器

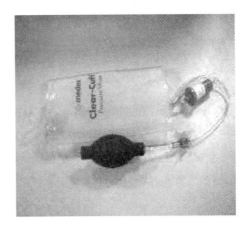

图 2-60　压力袋

3. 环境准备:环境清洁、安静,关闭门窗,请无关人员回避,必要时用屏风遮挡。

4. 核对医嘱,携用物至患者床旁。

5. 辨识患者,向患者及家属解释心电监护的目的及过程,并取得同意。

【实施】

1. 动脉穿刺成功后,连接测压管(图 2-61),压力基线调为 Art(图 2-62)。

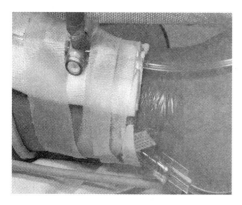

图 2-61 连接测压管

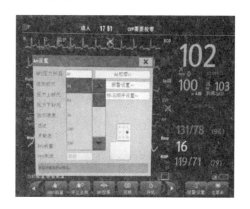

图 2-62 调节基线

2. 固定传感器的位置,用水平尺测量。平卧位时传感器的位置平腋中线第四肋间,半卧位时传感器的位置平腋前线第三肋间。

3. 传感器校零(校对零点)。调整三通,使传感器与大气相通,按有创模块上校零键,等待心电监护仪显示校零完成(图 2-63)。

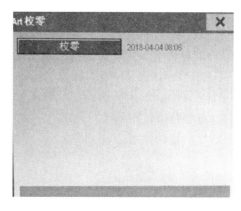

图 2-63 校零

4. 调整三通,使传感器与动脉相通,心电监护仪即可显示所测动脉压的波形和数值(图 2-64)。

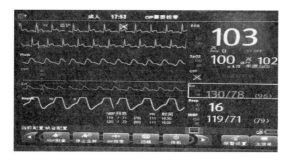

图 2-64 显示数值

5. 在患者体位和传感器位置不变的情况下,每4~6 h 校零一次。

【评价】

1. 患者有创血压波形清晰、波峰正常。

2. 患者动脉血压穿刺处连接良好,贴膜固定良好、无渗血和渗液等。

3. 压力传感器固定位置正确,压力袋内压力维持在300 mmHg。

4. 测压系统通畅,无堵塞、打折、凝血等情况。

【健康教育】

1. 告知患者勿私自移动压力传感器。

2. 告知患者桡动脉穿刺时手腕尽量处于外展状态,防止打折、扭曲。

【注意事项】

1. 穿刺部位每24 h 消毒并更换敷料一次,局部包扎不宜过紧,禁止环形包扎,注意观察血液循环情况。

2. 测压时传感器应与患者心脏在同一水平,随患者体位变化应及时调整零点,患者肢体用桡动脉固定板固定,以使波形处于最佳状态。

3. 测压、取血、校零等过程中,要排净空气,严防发生动脉气栓。

4. 拔针后局部压迫止血15 min 以上。

(蒋露叶)

三、中心静脉压监测技术

中心静脉压监测技术是指通过各种中心静脉置管监测血液流经右心房及上、下腔静脉段的压力,以了解患者血容量及心功能的变化情况,指导临床治疗的技术。

【目的】

1. 协助监测血容量的变化,指导补液试验的进行。

2. 判定心功能,指导血管活性药物的使用。

【评估】

1. 评估患者病情及配合程度。

2. 评估压力套装是否连接紧密,压力传感器位置是否正确。

3. 评估中心静脉穿刺点情况。

【计划】

1. 护士准备:着装整洁,洗手,戴口罩。

2. 物品准备(图2-65):监测模块、传感导线、压力套装、加压袋、生理盐水(或肝素生理盐水)治疗盘(弯盘)等。

3. 环境准备:环境清洁、安静。

4. 核对医嘱,携用物至患者床旁。

5. 辨识患者,向清醒患者及家属解释测量中心静脉压的目的和过程,并取得同意。

【实施】

心电监护监测法。

1. 将生理盐水(或肝素生理盐水)装入压力袋中,压力调至300 mmHg。安装监测模块,设定最适标尺,连接导线(图2-66)。

2. 连接压力套装与中心静脉导管,连接压力传感器(图 2-67)。

3. 确认导管通畅,冲洗管腔,确认方波。

4. 将患者置于平卧位。

5. 嘱患者平静呼吸。

6. 压力传感器与大气相通后,设置 CVP 报警,然后校零(图 2-68、图 2-69)。

7. 测压腔与压力传感器相通,观察波形并读数(图 2-70)。

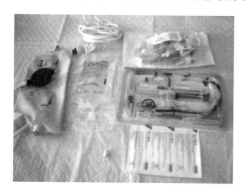

图 2-65　物品准备

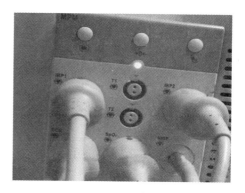

图 2-66　连接导线

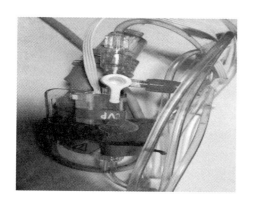

图 2-67　连接压力传感器

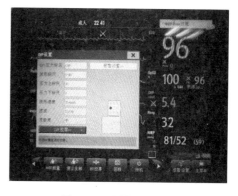

图 2-68　设置 CVP 报警

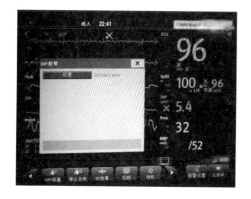

图 2-69　校零

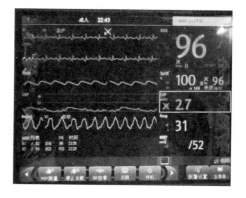

图 2-70　读数

【评价】

1. 患者中心静脉压显示正确。

2. 操作流程规范、娴熟。

【健康教育】

1. 告知患者及家属不要轻易自行改变压力套装的位置。

2. 告知患者避免牵拉管道。

【注意事项】

1. 测压时,患者应为平静状态,深吸气、咳嗽、腹胀、烦躁时,对中心静脉压均有影响。中心静脉压临床意义见表 2-1。

表 2-1　中心静脉压临床意义

中心静脉压	血压(BP)	尿量	提　　示
低	低	少	血容量不足或血管扩张
进行性增高	低	少	胸腔内出血、心脏压塞、心功能不全
高	正常或低	少	心肌收缩力弱,血容量过多或右心衰竭
低	高	少	回心血量不足,周围血管收缩
高	高	少	右心功能不全或肺循环阻力增加,血管收缩或肾功能不全
正常	低	少	右心功能不全,血管收缩,左心室排血量低
高	高	多	单纯血容量增加,组织间液回流量增加

2. 患者取平卧位,零点位置与患者腋中线第四肋间在同一水平。体位改变时应重新测定零点。

(蒋露叶)

四、中心静脉导管维护技术

中心静脉导管维护技术是指通过消毒换药、更换贴膜、定时冲洗等操作,达到预防中心静脉置管并发症(感染、静脉炎等)发生目的的技术。

【目的】

1. 保持中心静脉导管清洁无菌,减少感染的发生。

2. 维持中心静脉导管的通畅,防止堵塞。

3. 增加患者舒适度。

【评估】

1. 评估患者病情、意识状态及配合程度。

2. 评估穿刺点局部情况及有无感染征象。

【计划】PICC(外周中心静脉导管)

1. 护士准备:着装整洁,洗手,戴口罩。

2. 物品准备:2%碘酊、75%酒精、透明敷料贴(10 cm×12 cm)、无菌棉签(大号)、胶布、肝素帽等。

3. 环境准备:环境清洁、安静,适合操作。

4. 核对医嘱,携用物至患者床旁。

5. 辨识患者,向患者及家属解释中心静脉导管维护的目的及过程,并取得同意。

【实施】

1. 打开一次性换药包,用 4 根大棉签蘸取 2%碘酊和 4 根大棉签蘸取 75%酒精。

2. 用一只手拇指轻压管道根部,另一只手自下而上揭去原有透明敷料贴(图 2-71)。

3. 观察穿刺点有无红肿及分泌物。

4. 用 2 根蘸取 2%碘酊的大棉签以穿刺点为中心消毒皮肤(图 2-72),重复消毒两遍,再用蘸取 75%酒精的大棉签脱碘(图 2-73)至少两遍,直至脱净为止,待干,消毒暴露在皮肤外的管道(图 2-74)。

5. 待干后贴透明敷料贴,将 PICC 以 S 形或 C 形放置,用手按压导管边缘,先贴透明敷料贴中心,让透明敷料贴四周慢慢贴合,使其贴紧皮肤(图 2-75)。取一条胶布固定透明敷料边缘及外露导管,在透明敷料贴下缘标注更换日期(图 2-76)。

6. 整理用物,洗手。

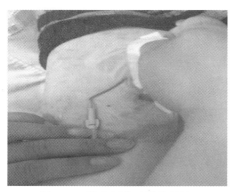

图 2-71　揭去原有透明敷料贴

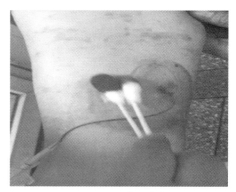

图 2-72　碘酊消毒

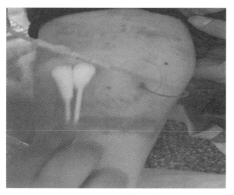

图 2-73　酒精脱碘

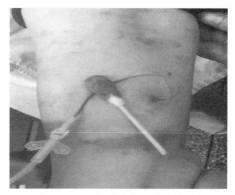

图 2-74　消毒暴露在皮肤外的管道

【计划】

CVC(中心静脉导管)换敷料贴

1. 护士准备:着装整洁,洗手,戴口罩。

2. 物品准备:一次性换药包、2%碘酊、75%酒精、透明敷料贴(10 cm×12 cm)、无菌纱布球、胶布、肝素帽等。

3. 环境准备:环境清洁、安静,适合操作。

4. 核对医嘱,携用物至患者床旁。

5. 辨识患者,向患者及家属解释导管维护的目的及过程,并取得同意。

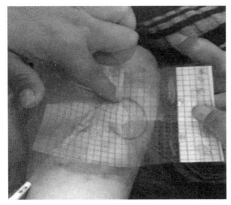

图 2-75　贴牢敷料贴

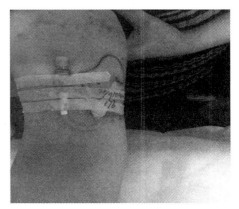

图 2-76　标注日期

【实施】

1. 打开一次性换药包,将纱布球放入换药包,2％碘酊和75％酒精分别倒入两个弯盘内。

2. 用一只手拇指轻压管道根部,另一只手自下而上揭去原有透明敷料贴。

3. 观察穿刺点有无红肿及分泌物(图 2-77)。

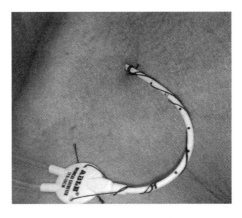

图 2-77　观察穿刺点情况

4. 戴手套。

5. 用无菌镊子夹取一个碘酊纱布球,以穿刺点为中心消毒皮肤(图 2-78),重复消毒两遍,再取酒精纱布球脱碘(图 2-79)至少两遍,直至脱净为止,待干。

6. 贴透明敷料帖,将 CVC 管道以 S 或 C 形放置,用手按压导管边缘,先贴敷料贴中心(图 2-80),让透明敷料贴四周(图 2-81)慢慢贴合,使其贴紧皮肤,取一条胶布固定透明敷料贴边缘及外露导管,在透明敷料贴下缘标注更换日期。

7. 整理用物,洗手。

【实施】

PICC 及 CVC 肝素帽的更换

1. 核实医嘱,严格遵守无菌操作原则,洗手,戴口罩和手套。

2. 打开一次性换药包,将纱布球放入换药包,2％碘酊和75％酒精分别倒入两个弯盘内。

3. 观察穿刺点有无红肿及分泌物,将肝素帽与导管分离。

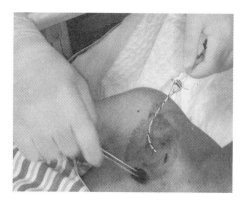

图 2-78　碘酊消毒

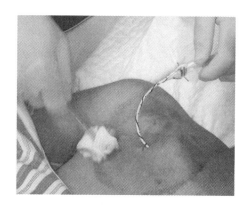

图 2-79　酒精脱碘

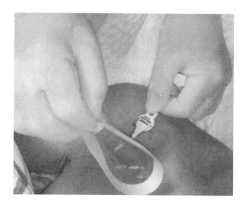

图 2-80　贴牢敷料贴(中心)

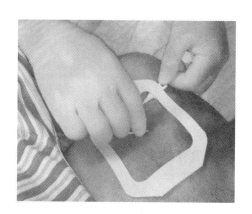

图 2-81　贴牢敷料贴(四周)

4. 消毒导管螺纹口。

5. 按无菌原则准备肝素帽,用酒精纱布包住肝素帽及导管螺纹口,待消毒液晾干后,更换新的肝素帽(图 2-82)。观察肝素帽与导管是否连接紧密,核对患者床号、姓名。

6. 用 10 mL 生理盐水脉冲式冲洗管道,肝素生理盐水正压封管(图 2-83)。

7. 用脱敏胶带固定导管和肝素帽(图 2-84)。

8. 整理用物,洗手。

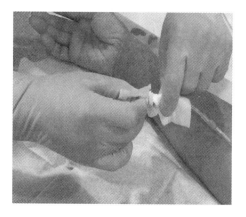

图 2-82　连接肝素帽

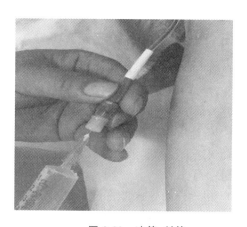

图 2-83　冲管、封管

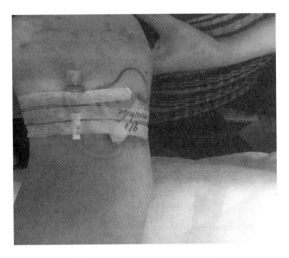

图 2-84　固定导管和肝素帽

【评价】

1. 患者的静脉导管刻度与记录相符,穿刺处无渗出。

2. 患者的静脉管道无打折、扭曲,输液通畅。

3. 透明敷料贴贴合紧密,无气泡、卷边等情况。

【健康教育】

1. 告知患者不要用手触摸静脉穿刺处,勿拉扯导管,以防脱出。

2. 告知患者及家属如发现穿刺点有红、肿、热、痛、痒等不适情况,应立即告诉医护人员。

【注意事项】

1. 去除原透明敷料贴时动作要轻柔,切忌将导管带出体外。

2. 透明敷料贴粘贴固定;注明贴透明敷料贴的日期、时间、置管深度和操作者。

3. 记录导管刻度、贴膜更换时间、置管时间,测量双侧上臂臂围并与置管前对照。

4. 置管后 24 h 内更换敷料贴并根据敷料贴种类及贴膜使用情况决定更换频次;渗血、出汗等导致敷料贴潮湿、卷曲、松脱或破损时立即更换。

(蒋露叶)

五、PICC/CVC 输液法

PICC 是外周中心静脉置管,主要是指经外周静脉(通常是肘窝静脉)插入、开口于上腔静脉的导管。PICC 用于 7 天以上的中、长期静脉输液治疗,或用于需要静脉输注高渗性、有刺激性药物的情况。

CVC 是中心静脉导管,是放置于大静脉中的一种血管内导管,主要用于测量中心静脉压、大量而快速的静脉输液,长期肠外营养或长期药物注射。

【目的】

1. 用于外周静脉通路不宜建立或不能满足需要的患者。

2. 用于长期给药,如营养治疗、化学治疗、长期应用抗生素等。

3. 用于严重创伤性休克以及急性循环功能衰竭等危重患者,需大量或快速输液的患者。

4. 监测中心静脉压等血流动力学参数。

5. 用于经中心静脉导管安置心脏临时起搏器者。

6. 用于需注射较刺激或具腐蚀性的药物或高张溶液的患者。

7. 用于重大手术,需要经中心静脉导管大量输液。

【评估】

1. 评估患者病情、年龄、意识状态、生命体征及配合程度。

2. 观察穿刺点与周围皮肤有无发红、肿胀、疼痛、发热等症状,及时处理并发症等。

【计划】

1. 护士准备:着装整洁,洗手,戴口罩。

2. 物品准备:碘伏及酒精、汽油、10 cm×12 cm 透明敷料贴和脱敏胶带、测量尺、10 mL 注射器、20 mL 注射器、正压接头、手套、肝素稀释液、生理盐水、一次性输液器、输液药物、治疗巾、通知单、记录单、污物桶、锐器盒、医疗垃圾袋、生活垃圾袋等。

3. 环境准备:环境清洁、安静,关闭门窗,请无关人员回避,必要时用屏风遮挡。

4. 核对医嘱,携用物至患者床旁。

5. 辨识患者,向患者及家属解释 PICC/CVC 输液法的目的及过程,并取得同意。

【实施】

1. 询问并协助患者大、小便,取舒适体位。

2. 再次核对患者床号、姓名并检查药液,排气。

3. 常规消毒正压接头。

4. 用生理盐水冲管,静脉输液器连接正压接头。

5. 再次核对患者床号、姓名并密切观察有无输液反应,及时发现早期静脉炎的征象,并及时处理。在滴注过程中如遇堵塞,切勿用力推注,可用针筒回抽后再推注,或使用负压灌注尿激酶的方式达到导管再通的目的。

6. 输液完毕拔针,封管。

(1) 操作前洗手,执行三查七对制度。

(2) 核对无误后,关闭输液器。

(3) 生理盐水冲管(图 2-85)。

(4) 封管时使用 10～100 U/mL 肝素生理盐水脉冲式正压封管。

(5) 带液拔出注射器针头(图 2-86)。

(6) 用碘伏或酒精棉球消毒导管接口的外壁,清除导管外壁残留血迹。

(7) 妥善固定(图 2-87)。

【评价】

1. 患者了解 PICC/CVC 输液的目的并配合操作。

2. 护士无菌观念强。

3. 护士针对用物的不同种类,依据《消毒技术规范》的具体要求做相应处理。

【健康教育】

1. 告知患者勿私自移动输液导管。

2. 告知患者不要剧烈活动,防止输液导管打折、扭曲、脱落。

3. 告知患者及家属如发现穿刺点有红、肿、热、痛、痒等不适情况应立即告诉医护人员。

【注意事项】

1. 护士需要取得 PICC 操作资质后,方可独立进行穿刺。

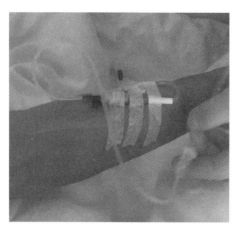

图 2-85   生理盐水冲管

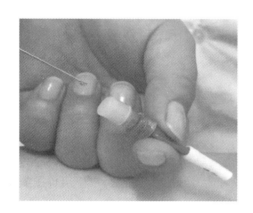

图 2-86   带液拔针

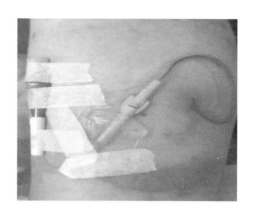

图 2-87   妥善固定

2. 置管部位皮肤有感染或损伤、有放疗史、血栓形成史、血管外科手术史或接受乳腺癌根治术和腋下淋巴结清扫术者,禁止在此置管。

3. 穿刺首选贵要静脉,次选肘正中静脉,最后选头静脉。肘部静脉穿刺条件差者可采用 B 超引导下 PICC 置管术。

4. 新生儿置管后体外导管固定牢固,必要时适当约束穿刺侧上肢。

5. 禁止使用容积 10 mL 以下注射器给药及冲管、封管,冲管、封管遵循 SASH 原则(S 代表生理盐水;A 代表药物注射;S 代表生理盐水;H 代表肝素生理盐水),若禁用肝素者,则遵循 SAS 原则,使用脉冲式方法冲管。根据药液选择适当的溶液脉冲式冲洗导管。输注脂肪乳、血液等黏稠液体后,先用生理盐水 10～20 mL 脉冲式正压冲管,再输其他液体。封管时使用 10～100 U/mL 肝素生理盐水脉冲式正压封管。

6. 输入化疗药物、氨基酸、脂肪乳等高渗、强刺激性药物后,应及时冲管。

7. 常规导管不能用于高压注射泵推注造影剂。

8. 禁止将导管体外部分人为移入体内。

9. 输液接头每周更换一次,如输注血液或胃肠外营养液,需每 24 h 更换一次。

(蒋露叶)

六、PICCO 监测技术(拓展)

PICCO 监测技术是脉搏指示连续心排血量监测技术,采用热稀释方法测量单次的心排血量,是一种新的容量检测技术,也是一种简便、微创、高效的对重症患者主要血流动力学参数进行监测的技术。

【目的】

1. PICCO 监测技术可用于监测和计算血流动力学参数。

2. PICCO 监测技术还可用于监测心率、收缩压、舒张压和平均动脉压。

3. 分析热稀释曲线的平均传输时间和下降时间,用于计算血管内和血管外的液体容积。

4. PICCO 监测技术可通过监测胸腔内血容量、血管外肺水含量及每搏输出量变异度等容量指标来反映机体容量状态,指导临床容量管理。

【评估】

1. 评估患者病情、意识状态及配合程度。

2. 评估患者已经留置好相关导管等。

【计划】

1. 护士准备:着装整洁,洗手,戴口罩。

2. 物品准备:PICCO 监测装置、心电监护相关模块以及测压/冲洗装置等。

3. 环境准备:环境安静、整洁,关闭门窗,请无关人员回避。

4. 核对医嘱,携用物至患者床旁。

5. 辨识患者,向患者及家属解释使用 PICCO 监测装置的目的及过程,并取得同意。

【实施】

1. 打开心电监护仪,血压和血氧饱和度监测正常,各项生命体征都可以正常显示出来。

2. 患者取合适体位。

3. 连接 PICCO 监测专用动脉导管并有效固定,连接传感器电缆。开始测压前,检查各管路连接情况,是否通畅、无气泡。

4. 每次测压前换能器压力"调零",并将换能器参考点置于腋中线第四肋间心房水平,一般每 6～8 h 进行一次"调零"。当患者出现咳嗽、呕吐、躁动时,应先让患者平静至少 15 min 后再测压。

5. 每次动脉压修正后,都必须通过热稀释法对脉搏指示分析法重新进行校正。注意选择合适的注射液温度和容积,注射液容量必须与心排血量仪器预设容积一致,注射时间在 5 s 以内。

6. 连续测量 3 次数值,取平均值。

PICCO 监测装置见图 2-88。

7. 协助患者取舒适体位,查对,整理用物。

【评价】

1. 患者了解 PICCO 监测的目的并配合操作。

2. 在监测过程中,患者生命体征正常,无情绪波动。

3. 无菌观念强。

【健康教育】

1. 告知患者勿私自移动 PICCO 监测专用动脉导管。

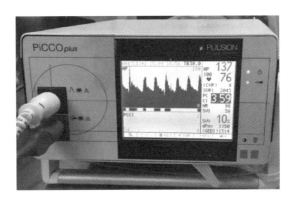

图 2-88　PICCO 监测装置

2. 告知患者保持管道通畅。

【注意事项】

1. 保持管道通畅。

2. 换能器压力"调零"并将换能器参考点置于腋中线第四肋间与心房水平,一般每 6～8 h 进行一次"调零"。

3. 每次动脉压修正后,都必须通过热稀释法对脉搏指示分析法进行重新校正。

4. 注意选择合适的注射液温度和容积,注射液容量必须与心排血量仪器预设容积一致,注射时间在 5 s 以内。

5. 有主动脉瘤存在时,数值不准确。

6. 动脉导管留置一般不超过 10 天,如出现导管相关性感染征象,应及时将导管拔出并留取血标本进行培养。

7. 长时间动脉留管,注意防止肢体局部缺血和栓塞。对于接受主动脉内球囊反搏治疗的患者,脉搏指示分析法不能准确监测各项指标。

8. 股动脉穿刺部位使用透明敷料贴。透明敷料贴开始每 24 h 更换一次,以后每周更换一次,必要时及时更换。

(蒋露叶)

第三节　中枢神经系统疾病患者的监测与护理

中枢神经系统监测包括意识状态评估、瞳孔检查、肌力评定、镇静效果评估等,是反映危重患者生命体征是否稳定的重要组成部分。

一、意识状态评估技术

格拉斯哥昏迷评分(Glasgow coma score,GCS)是用来评估患者意识障碍程度的。1982

年,在格拉斯哥昏迷评分的基础上增加了脑干反射的评定内容,产生了格拉斯哥昏迷量表。

【目的】

对患者的意识水平进行评估,为治疗方案提供依据。

【评估】

1. 评估患者病情。

2. 评估病室环境是否安全、安静且无外界干扰。

【计划】

1. 护士准备:着装整洁,洗手,戴口罩。

2. 物品准备:手电筒、棉签、格拉斯哥昏迷量表(表2-2)、护理记录单等。

表 2-2　格拉斯哥昏迷量表

睁眼反应	评分	语言反应	评分	运动反应	评分
自主睁眼	4	回答正确	5	遵嘱运动	6
呼唤睁眼	3	语言错乱	4	刺激定位	5
刺痛睁眼	2	只能说出字、词	3	刺激躲避	4
无反应	1	只能发声	2	刺激屈曲	3
		不语	1	刺激过伸	2
				无反应	1

3. 环境准备:安全、安静,排除外界干扰,可适当采取遮蔽措施。

4. 核对医嘱,携用物至患者床旁。

5. 辨识患者,向清醒患者及家属解释此项操作的目的及方法,并取得配合。

【实施】

1. 排除所有干扰观察患者(30～60 s)。

(1)评估患者睁眼情况,患者自主睁眼,计4分(图2-89)。

如患者不能自主睁眼,则进行下一步。

(2)呼唤患者姓名,患者可睁眼,计3分(图2-90)。

如患者不能睁眼,则进行下一步。

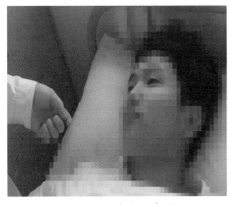

图 2-89　患者自主睁眼

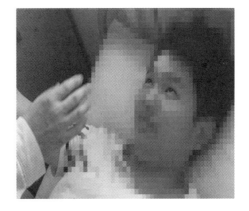

图 2-90　患者在呼唤下睁眼

(3)对患者进行物理刺激,患者可睁眼,计2分(图2-91)。

如患者不能睁眼,则进行下一步。

(4) 对患者进行物理刺激,患者不睁眼,计1分(图2-92)。

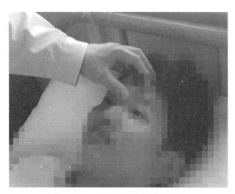

图 2-91　患者受到刺激睁眼

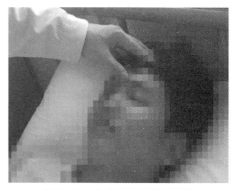

图 2-92　患者受到刺激不睁眼

2. 评估患者语言,向患者提出简单问题,如姓名、年龄等。

(1) 患者可正确回答,计5分(图2-93)。

如患者不能正确回答,则进行下一步。

(2) 语言错乱,计4分。

如患者语言不错、不乱,则进行下一步。

(3) 只能说出简单的字或词,计3分。

如患者不能说出简单的字或词,则进行下一步。

(4) 言语不清,只能发声,计2分。

如患者不能发声,则进行下一步。

(5) 完全不语,计1分。

3. 评估患者肢体运动。

(1) 让患者四肢依次按指示活动,患者能准确完成,计6分。（图2-94）

如患者不能准确完成,则进行下一步。

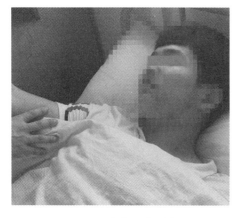

图 2-93　患者正确回答

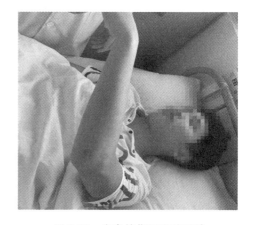

图 2-94　患者按指示准确活动

(2) 对患者进行物理刺激,患者可定位,计5分(图2-95)。

如患者不能定位,则进行下一步。

(3) 刺激患者肢体,患者可躲避,计4分(图2-96)。

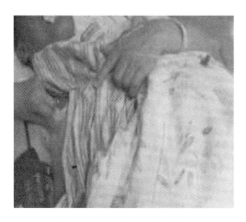

图 2-95 患者可定位刺激

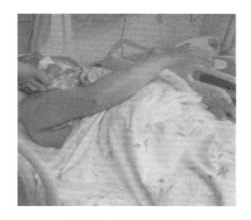

图 2-96 患者可躲避刺激

如患者不能躲避,则进行下一步。

(4)刺激患者肢体,患者可屈曲肢体,计 3 分(图 2-97)。

如患者不能屈曲肢体,则进行下一步。

(5)刺激患者肢体,患者肢体有过伸,计 2 分(图 2-98)。

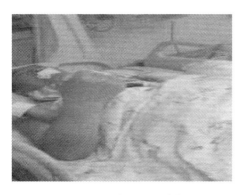

图 2-97 患者可屈曲肢体

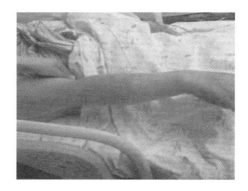

图 2-98 患者肢体过伸

(6)刺激患者肢体,患者肢体无反应,计 1 分(图 2-99)。

4. 评估完毕,整理床单位,协助患者取舒适体位。

5. 洗手,将评分结果记录在护理记录单上(图 2-100)。计分方法:将 GCS 三项得分相加,其中 E 代表睁眼,V 代表语言,M 代表运动,E、V、M 之间用数字表示,如 E4V5M6 相当于 GCS15 分。

6. 将评估结果通知医生,遵医嘱进一步处理。

【评价】

准确运用格拉斯哥昏迷量表,正确判断意识状态。

【健康教育】

1. 向清醒患者及家属介绍疾病相关知识、患者目前的意识状况及格拉斯哥昏迷评分的意义。

2. 指导清醒患者使用床旁呼叫装置,如有不适,立即呼叫医护人员。

3. 指导患者家属观察患者意识状态变化的方法,出现异常立即呼叫医护人员,以便及时处理。

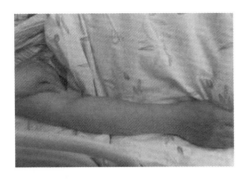

图 2-99　患者肢体无反应

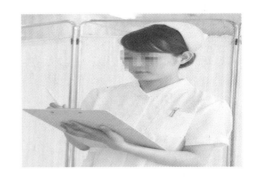

图 2-100　记录分值

【注意事项】

1. 评分时注意对于 ICU 患者建议 GCS 评分应每小时评估一次,须客观评价,完全遵从格拉斯哥昏迷量表规定,不要受主观影响。

2. GCS 评分:总分 3～15 分,表示意识障碍深度由深至浅。轻度昏迷 13～14 分,预后最好;中度昏迷 9～12 分,预后良好;重度昏迷 3～8 分,预后较差。

3. 指令简单明了,刺激强度要足够,但刺激要由轻到重,不可以一次刺激持续时间太长,如呼唤患者姓名时应呼唤 3 遍以上,音量逐渐加大。

4. 如果两次刺激后患者的反应不同或者两侧肢体反应不同,按其最好反应评分。

5. 格拉斯哥昏迷评分不能应用于 5 岁以下儿童。

6. 注意排除因醉酒、应用镇静剂、癫痫状态所致的意识障碍。

7. 格拉斯哥昏迷评分总分受眼睑肿胀、失语、保留人工气道等因素影响较大。

二、瞳孔检查技术

瞳孔检查包括检查瞳孔的形状、大小、位置及双侧瞳孔是否等大、等圆,对光和集合反射等。通过瞳孔检查并结合患者病情可及时发现颅内压增高和脑疝。

【目的】

1. 判定瞳孔情况。

2. 根据瞳孔的改变初步确定病变的部位。

3. 及时发现瞳孔异常。

【评估】

1. 评估患者的自理能力及配合程度。

2. 评估患者是否受到药物影响。

3. 评估环境是否整洁、安静、温度适宜,避免强光直射患者眼睛。

【计划】

1. 护士准备:着装整洁,洗手,戴口罩。

2. 物品准备。

(1) 手电筒:检查手电筒电量是否充足,是否聚光。

(2) 其他用物:尺子、特护记录单。

3. 环境准备:环境清洁、安静,请无关人员回避,调室温,关闭强光电灯,避免强光直射患者眼睛。

4. 核对医嘱,携用物至患者床旁。

5. 辨识患者,向患者及家属解释瞳孔检查的目的及过程,并取得同意。

【实施】

1. 协助患者取舒适体位,护士站在患者右侧,用拇指、食指分开左(右)眼上下眼睑,对无上眼睑下垂的清醒患者可让其睁眼平视(图2-101)。

2. 在散射的自然光下仔细观察瞳孔(图2-102)形状、边缘是否整齐,测量瞳孔的直径及大小。

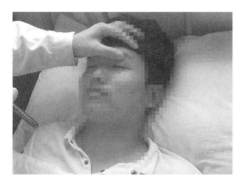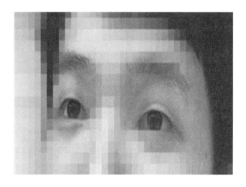

图 2-101　分开患者眼睑　　　　　　　　　图 2-102　自然光下仔细观察瞳孔

3. 护士右手持手电筒,将手电筒光照在眉心(图2-103)。

4. 用聚光的手电筒对准双眼中间照射,对比观察双侧瞳孔是否等大。

5. 再用手电筒照射一侧瞳孔(图2-104)。

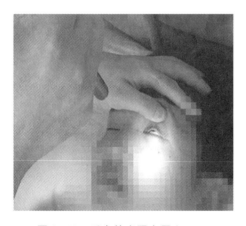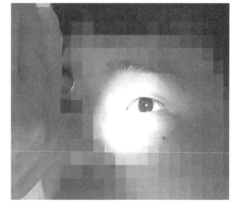

图 2-103　手电筒光照在眉心　　　　　　　图 2-104　手电筒照射一侧瞳孔

6. 观察患者神志、肢体,监测生命体征(图2-105)。

7. 操作完毕,整理床单位(图2-106),记录双侧瞳孔大小、是否等圆、对光反射的情况等。

【评价】

1. 瞳孔检查方法正确。

2. 患者无不适主诉。

【健康教育】

1. 告知患者灯光照射瞳孔时会有不适感,请配合检查。

2. 告知患者使用床旁呼叫装置,一旦发生不适,应立即呼叫医护人员。

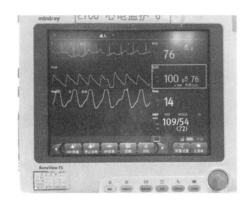

图 2-105　监测生命体征

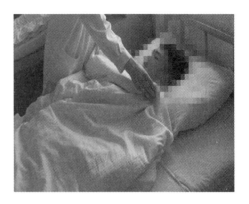

图 2-106　整理床单位

【注意事项】

1. 护士动作轻柔,避免损伤患者上眼睑及面部。

2. 观察两侧瞳孔时注意光线条件一致,应对比观察。

3. 瞳孔常规每小时观察一次,每次接班或异常时记录一次。

4. 记录双侧瞳孔的大小、形状、对光反射情况,若出现异常情况应及时向医生报告。

三、肌力评定技术

肌力是指肌肉收缩时产生的最大力量。通过肌力评定可帮助判断患者有无肌力低下及肌力低下的范围与程度。

【目的】

1. 判定肌力的情况。

2. 发现导致肌力低下的原因。

3. 为制订治疗、训练计划提供依据。

4. 检验治疗、训练的效果。

【评估】

1. 评估患者的自理能力及配合程度。

2. 评估患者全身状况、关节活动的质量、关节有无异常的病理形态。

3. 评估环境是否整洁、安静,温度是否适宜,光线是否充足。

【计划】

1. 护士准备:着装整洁,洗手,戴口罩。

2. 物品准备:手电筒、特护记录单等。

3. 环境准备:环境清洁、安静,关闭门窗,调室温,请无关人员回避,必要时用屏风遮挡。

4. 核对医嘱,携用物至患者床旁。

5. 辨识患者,向患者及家属解释肌力评定的目的及过程,并取得同意。

【实施】

1. 协助患者取平卧位(图 2-107),撤去被子。

2. 嘱患者做各肢体的伸屈和抬高活动,观察其肌力和活动范围。

3. 检查上肢。嘱患者肩关节前屈、外展到 170°~180°,检查者从相反方向给予适当的阻力,让其对抗,了解上肢对阻力的克服能力。然后嘱患者双手同时迅速握紧检查者手指,了解左右两侧上肢肌力情况。

4. 检查下肢。嘱患者膝关节屈曲,然后伸直(图 2-108),检查者再给予适当阻力,让其对抗,了解下肢对阻力的克服能力,同时进行左右两侧的对比。

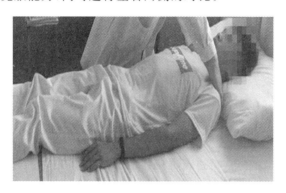

图 2-107　取平卧位

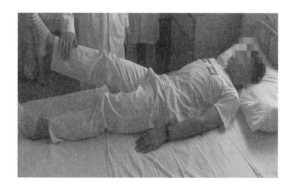

图 2-108　检查下肢

5. 观察患者神志,测血压、呼吸频率、心率。

6. 操作完毕,整理床单位,记录患者四肢肌力及肌张力情况。

【评价】

1. 肌力评定方法正确。

2. 患者无不适主诉。

【健康教育】

1. 告知患者肌力检查会增加心脏负荷,如感到心慌、头痛等,应立即告诉医护人员。

2. 告知患者使用床旁呼叫装置,一旦发生不适,应立即呼叫医护人员。

【注意事项】

1. 减少肌力检查的干扰因素,患者的疼痛、疲劳、衣服过厚或过紧都会影响肌力检查的准确性。还应防止其他肌肉代偿出现的假现象。

2. 测试动作应标准化、方向正确,近端肢体应固定于适当位置,防止替代动作。

3. 肌力分级。

0 级:肌肉完全麻痹,触诊肌肉完全无收缩力。

Ⅰ级:肌肉有主动收缩力,但不能带动关节活动。

Ⅱ级:可以带动关节水平活动,但不能对抗地心引力。

Ⅲ级:能对抗地心引力做主动关节活动,但不能对抗阻力,肢体可以克服地心引力,能抬离床面。

Ⅳ级:能对抗较大的阻力,但比正常者弱。

Ⅴ级:正常肌力。

四、镇静效果评估

镇静治疗已经成为一项常规治疗。ICU 患者的镇静更加强调"适度","过度"与"不足"都可能给患者带来损害,为此需要对重症患者的意识状态及镇静效果进行准确的评价。Ramsay 镇静评分是临床上使用最为广泛的镇静评分标准,分为 6 级,分别反映 3 个层次的清醒状态和 3 个层次的睡眠状态。

【目的】

1. 使医护人员对患者镇静程度进行准确评估,并对镇静药物及其剂量做出及时调整以达到预期目标,减少因镇静不当造成的不良后果。

2. 医护人员能够对镇静效果采用统一的标准进行评价和记录。

【评估】

1. 评估患者病情,了解有无影响该评分量表使用的因素,如偏瘫、听力障碍等。

2. 评估患者目前镇静剂的使用情况。

3. 评估环境是否整洁、安静,温度是否适宜,光线是否充足。

【计划】

1. 护士准备:着装整洁,洗手,戴口罩。

2. 物品准备:叩诊锤、Ramsay 镇静评分量表(表 2-3)及护理记录单等。

表 2-3 Ramsay 镇静评分量表

分 值	状 态	描 述
1	清醒	焦虑、易激惹或不安
2	清醒	能合作,有定向力,安静
3	清醒	只对指令有反应
4	睡眠	对轻叩眉间或大声听觉刺激反应敏捷
5	睡眠	对轻叩眉间或大声听觉刺激反应迟钝
6	睡眠	无反应

3. 环境准备:环境清洁、安静,关闭门窗,调室温,请无关人员回避,必要时用屏风遮挡。

4. 核对医嘱,携用物至患者床旁。

5. 辨识患者,向患者及家属解释 Ramsay 镇静评分的目的及过程,并取得同意。

【实施】

1. 观察患者(图 2-109)意识状态及躁动情况,与其进行语言等交流,患者有焦虑、易激惹或不安的情况,计 1 分。

2. 患者安静,无焦虑状况,令其遵嘱活动(图 2-110),如简单的定向实验:用左手指鼻,右手摸左耳等,患者能准确完成,计 2 分。

3. 患者不能遵嘱活动,只是做出简单应答(图 2-111)等反应,计 3 分。

4. 若患者不能应答,护士可用叩诊锤轻叩患者眉间,或在耳旁大声呼唤患者并大声发出

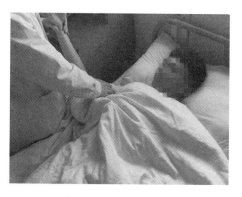

图 2-109　观察患者

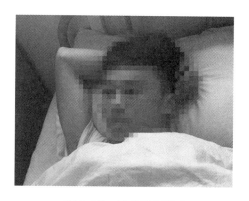

图 2-110　患者遵嘱活动

指令,患者可出现三种状况:有反应(4 分)、反应迟钝(5 分)或无反应(6 分)(图 2-112 至图 2-114)。

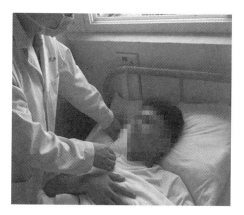

图 2-111　患者简单应答

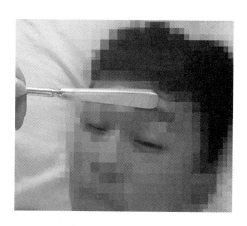

图 2-112　患者有反应

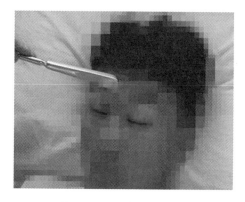

图 2-113　患者反应迟钝

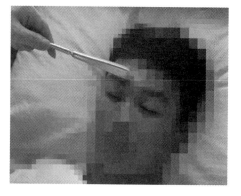

图 2-114　患者无反应

5. 评估完毕,为患者整理床单位(图 2-115),协助其取舒适体位。

6. 根据评估结果选择 Ramsay 镇静评分对应的分值,洗手并记录。记录书写方式:Ramsay 镇静评分×分(图 2-116)。

7. 评价镇静程度是否与预期目标相符,将评估的结果报告医生,遵医嘱对镇静药物及其剂量做出及时调整。

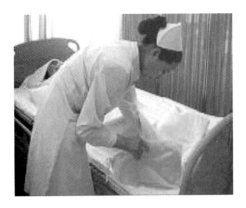

图 2-115　整理床单位

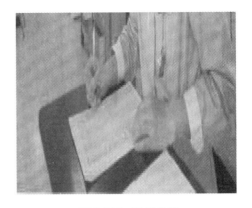

图 2-116　记录分值

【评价】

1. 患者镇静程度适宜,一般 Ramsay 镇静评分为 2～4 分较适宜。

2. 评估方法正确。

【健康教育】

1. 指导神志清楚的患者及家属使用床旁呼叫装置,如发现患者镇静程度突然加深、出现呼吸、循环障碍等,应立即呼叫医护人员。

2. 告知患者家属,Ramsay 镇静评分的判定过程中可能唤醒患者,引起患者躁动,应注意必要的保护性约束,发现患者躁动不能劝阻时,应立即呼叫医护人员。

【注意事项】

1. Ramsay 镇静评分是医护人员对患者镇静程度的主观评价,评分者要遵从该量表的使用方法,不受人为主观意识影响。

2. 使用该评分量表时指令要简单明了,刺激强度要足够,但刺激时要由轻到重,如呼唤患者姓名时应呼唤 3 遍以上,音量逐渐加大。

3. 避免过度刺激对患者造成皮肤损伤,或使患者产生严重应激反应。

4. 在对神经系统疾病患者进行评估时,镇静药物可掩盖患者的病情变化,出现镇静程度过深,或镇静程度与镇静剂使用不符时,应及时报告医生以及早发现病情变化,避免延误病情。

五、冰毯机使用技术

冰毯机降温法是利用半导体制冷原理,将水箱内蒸馏水冷却,然后通过主机工作与冰毯机内的水进行交换,促使冰毯面接触皮肤进行散热,以达到降温目的。

【目的】

利用降低脑氧耗、减轻脑水肿、降低颅内压及抑制内源性毒性物质产生、维持脑细胞结构和功能等作用,达到对脑的保护。

【评估】

1. 评估患者病情、皮肤情况及是否有禁忌证。

2. 评估环境是否安全、安静,温度是否适宜使用冰毯机治疗。

【计划】

1. 护士准备:着装整洁,洗手,戴口罩。

2. 物品准备:冰毯机(图 2-117)、传感器、冰帽、被套、护理记录单,遵医嘱备镇静剂和肌松剂、呼吸机等。

3. 环境准备:安全、安静,调节室温,可适当采取遮挡措施。

4. 核对医嘱,携用物至患者床旁。

5. 辨识患者,向患者及家属介绍使用冰毯机的目的及过程,并取得同意。

【实施】

1. 先建立人工气道,再遵医嘱给予镇静剂和肌松剂及呼吸机辅助通气支持。

2. 将冰毯面置于患者身下肩部到臀部(不触及颈部),冰毯面上铺准备好的被套(图 2-118),让患者置于平卧位。

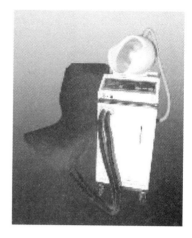

图 2-117 冰毯机

3. 冰毯机开机,调至所需的目标温度(肛温控制在 32～35 ℃)(图 2-119)。

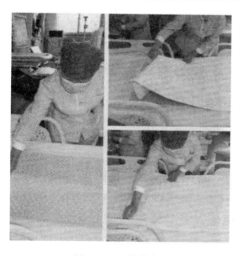

图 2-118 铺被套

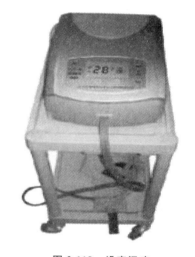

图 2-119 设定温度

4. 将传感器探头(可外套一薄层保护套,但不能影响监测)置于患者直肠内。

5. 给患者佩戴冰帽。

6. 严密观察患者意识状态、生命体征、颅内压,尤其是体温的变化。

7. 整理床单位。

8. 洗手,记录操作过程及开始时间(图 2-120)。

9. 评价患者是否处于睡眠状态,体温 2 h 内是否降至目标温度,遵医嘱及时做出调整。

10. 低温治疗一般需 2～5 天,患者度过危险期后,低温治疗结束。

11. 复温前先停用冰毯机,使患者大约每 4 h 复温 1 ℃,在 12 h 以上使其体温恢复至 37 ℃左右。再停用肌松剂,最后逐渐撤去呼吸机。

【评价】

1. 冰毯机工作状况正常,传感器位置正确,2 h 后评估体温是否降至目标温度。

2. 患者处于睡眠状态。

3. 低温治疗过程中无压疮、冻伤等并发症。

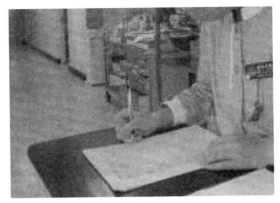

图 2-120　及时记录

【健康教育】

向清醒患者及家属介绍疾病相关知识及使用低温治疗的必要性。

【注意事项】

1. 冰毯机使用中有漏电危险,必须接地线;定时检查水位线(处于标准水位),及时加水;注意检查冰毯面及接口处是否漏水;注意检查管道是否打折,冰毯温度与控温仪上显示水温是否一致。

2. 体温超过 35 ℃,治疗的效果较差;体温低于 32 ℃、高于 28 ℃,易出现呼吸、循环功能异常;体温低于 28 ℃,易出现心律失常,甚至室颤。

3. 增加皮肤护理,预防压疮、冻伤。

4. 复温时若体温不能自行恢复,可采用加盖被子、使用温水袋等方法协助复温。

5. 冰毯机使用后注意对传感器进行消毒处理。

6. 进行亚低温治疗期间应进行颅内压监测,停止物理降温后应注意预防颅内压反升。

六、脑室外引流护理技术

脑室外引流护理技术是指通过观察引流物的颜色、量、性状,引流的高度,术区敷料情况等,结合生命体征、意识状态、瞳孔情况、肢体活动等判断病情变化,避免术后并发症的发生。

【目的】

1. 判定脑室外引流的情况。

2. 观察脑室外引流液的性状、颜色、量。

3. 判断脑室外引流是否通畅、有无感染。

【评估】

1. 评估患者的自理能力及配合程度。

2. 评估环境是否整洁、安静,温度是否适宜,光线是否充足。

【计划】

1. 护士准备:着装整洁,洗手,戴口罩。

2. 物品准备:特护记录单、尺子、手电筒等。

3. 环境准备:环境清洁、安静,关闭门窗,请无关人员回避,必要时用屏风遮挡。

4. 核对医嘱,携用物至患者床旁。

5. 辨识患者,向患者及家属解释脑室外引流的目的及过程,并取得同意。

【实施】

1. 协助患者取舒适体位,撤去床挡。

2. 观察患者意识状态、瞳孔情况、生命体征及其他神经系统症状的变化。

3. 严密观察脑室外引流液的颜色、量、性状及引流速度(图2-121)。

4. 检查脑室外管的引流袋入口是否高于双耳水平15～20 cm(维持正常的颅内压),患者卧位改变时由医生调整引流袋位置(图2-122)。

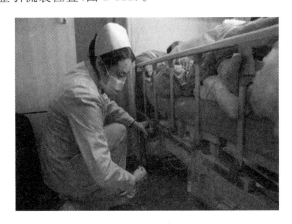

图2-121 观察引流情况

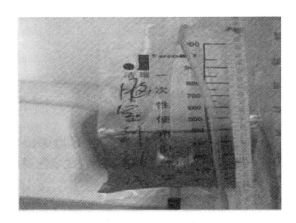

图2-122 调整引流袋位置

5. 检查引流管有无弯曲、受压、折叠,保持引流管通畅。检查穿刺部位敷料是否干燥、整洁,以及引流系统的密闭性。

6. 监测引流袋内引流液的颜色、量、性状,引流液突然增多、颜色加深、絮状物增多提示颅内感染可能性大,应及时报告医生,给予对症处理。

7. 操作完毕,整理用物,并记录脑室外引流液的颜色、量、性状及引流高度。

【评价】

1. 脑室外引流观察的方法正确。

2. 患者无不适主诉及病情变化。

【健康教育】

1. 告知患者不能随意移动引流袋。

2. 告知患者需要绝对卧床休息,翻身时避免引流管被牵拉、滑脱、扭曲、受压。

3. 告知患者保持伤口敷料清洁,不可抓挠。

【注意事项】

1. 搬动患者时先夹毕引流管,待患者安置稳妥后再打开引流管。

2. 患者出现精神症状、意识障碍时,应适当约束,防止意外拔管。

3. 拔管前常规夹闭1天,并复查头颅CT;夹管期间注意观察患者的神志、瞳孔、肢体及生命体征的变化,病情稳定后方可协助医生拔管。一般术后7天拔管,拔管后注意观察有无头痛、呕吐等症状。

七、颅内压监测技术

颅内压监测技术是利用传感器,通过信号处理装置将颅内压转换为与颅内压大小成正比的电信号,经放大后记录于颅内压监测仪的方法。

【目的】

1. 监测早期病情变化。

2. 降低颅内压,减轻脑水肿,减少蛛网膜下腔积血,减轻脑血管痉挛,判断脑脊液分流手术效果等。

3. 留取脑脊液标本检查,脑室内给药治疗颅内感染等。

4. 通过计算,可监测脑灌注压。

5. 为外科手术提供决策依据,预测疾病预后。

【评估】

1. 评估患者病情,是否有导致颅内压增高的相关因素。

2. 评估有无脑室穿刺行颅内压监测的禁忌证(如存在穿刺部位感染、明显出血倾向等)。

3. 评估环境是否清洁、安全、安静。

【计划】

1. 护士准备:着装整洁,洗手,戴口罩。

2. 物品准备:配有颅内压传感器的脑室导管套件、脑脊液引流系统、脑室穿刺包及消毒用物、局麻药物、缝合线、心电监护仪、固定架、手套、生理盐水、约束带,酌情备甘露醇、镇静剂、抢救车等(图2-123)。

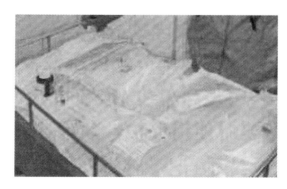

图 2-123　物品准备

3. 环境准备:环境安全、安静,可适当采取遮蔽措施。

4. 核对医嘱,携用物至患者床旁。

5. 辨识患者,向患者及家属解释监测颅内压的目的及过程,并取得同意。

【实施】

1. 剃头,患者取去枕平卧位,卸下床挡,头下垫无菌治疗巾,暴露手术区域,光线充足,协助医生定位(图 2-124)。

2. 做好约束及头部制动,避免穿刺过程中患者因疼痛躁动。

3. 物品放置合理,保持手术区域无菌。

4. 协助医生进行表面麻醉及颅骨钻孔。

5. 颅骨钻孔时注意固定头部,必要时遵医嘱使用镇静剂。

6. 协助医生进行传感器校零(图 2-125)并记录参考值。

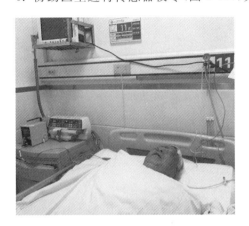

图 2-124 定位患者

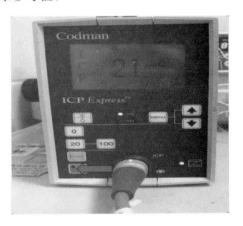

图 2-125 传感器校零

7. 医生置入引流管至侧脑室预期深度时,管内可有脑脊液流出,观察颅内压波形及数值。此过程中应严密观察患者意识状态、生命体征等变化。

8. 协助医生取出导管针芯,调节外露(隧道式)导管,导管夹固定并缝于头皮,包扎伤口(图 2-126)。

9. 医生将导管出口连接到脑脊液引流装置上,并用固定架固定于床旁合适位置,零点位置平脑室平面(外耳道水平),引流管距脑室平面 15 cm,以维持正常颅内压(图 2-127)。

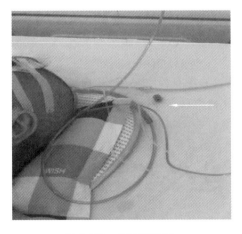

图 2-126 固定导管夹

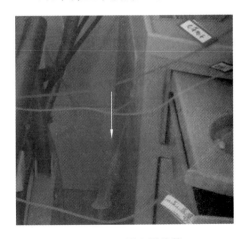

图 2-127 固定引流管

10. 打开引流装置,观察引流液流出速度和引流液的颜色、性状。注明置管部位、时间、置管人、置管深度。

11. 遵医嘱调节颅内压报警界限。

12. 整理床单位,床头可抬高15°~30°(患者头部位置变化时由医生同时调节引流管高度),必要时使用保护性约束、镇静剂,处理用物。

13. 洗手,记录脑室穿刺过程、颅内压值及引流情况。持续床旁颅内压监测,按常规每小时记录一次。护理记录方式:脑室内颅内压×× mmHg(图2-128)。

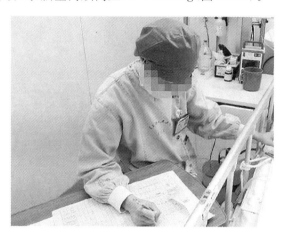

图 2-128 记录数值

【评价】

1. 监测期间引流装置固定良好,引流管通畅,放置正确,引流量适宜。

2. 患者无颅内感染、导管无堵塞及脱出等情况。

【健康教育】

1. 告知患者及家属颅内压监测的重要性,保持头部清洁,避免引流管污染。

2. 向患者及家属讲解保证引流管及测压装置位置固定,不随意调节引流管位置及颅内压检测仪器设置,避免损坏。

3. 指导患者不可随意调节床头高度,限制头部活动,防止监测不准确或牵拉导管造成脱出。

【注意事项】

1. 不可牵拉传感器,以免造成断裂;在校零时应避开强光源;传感器不能接触有机溶剂或消毒剂的(包括酒精),会导致颅内压监测不准确。

2. 引流管为硅树脂材质,切勿拉伸、切割等;导管易带有静电,应避开棉、毛、颗粒物等污染,以防增加感染风险;保持患者头部清洁,保持导管密闭性并进行无菌操作,避免导管污染引起颅内感染。

3. 监测过程中注意排除干扰(颅内压波形及数值易受吸痰、翻身、患者躁动等因素影响,应待患者平静5 min后再记录),颅内压(成人侧卧位时正常值为5~15 mmHg,16~20 mmHg为轻度增高,21~40 mmHg为中度增高,40 mmHg以上为重度增高;儿童正常值为3.5~7.5 mmHg)异常时应及时报告医生,并遵医嘱给予对症处理。

4. 颅内压监测一般为3~5天,最多不超过7天,时间过长将增加感染风险。拔管前先遵医嘱试夹闭24~48 h,待病情允许后再由医生拔除引流管。

(陈洪毅)

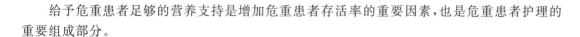

第四节 消化系统疾病患者的监测与护理

给予危重患者足够的营养支持是增加危重患者存活率的重要因素,也是危重患者护理的重要组成部分。

一、腹内压监测技术

腹内压监测技术是通过直接或间接的方法监测腹腔内压力的方法,分为直接测压法和间接测压法。直接测压法是有创操作,有诱发感染的危险,不适合危重患者,临床上常采用间接测压法。经膀胱内途径测定腹内压是目前 ICU 常规监测最实用的方法。

【目的】

1. 监测腹腔内压力变化。

2. 辅助诊断和治疗腹腔高压综合征。

【评估】

1. 评估患者是否适合监测腹内压。

2. 评估环境是否安全。

【计划】

1. 护士准备:着装整洁,洗手,戴口罩。

2. 物品准备(图 2-129):福莱导尿管、生理盐水、输液器、注射器、三通装置、测压板、无菌治疗盘(弯盘)、特护记录单等。

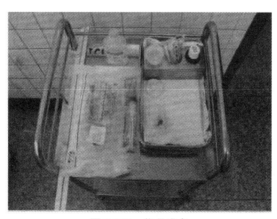

图 2-129 物品准备

3. 环境准备:环境安全、安静,可适当采取遮蔽措施。

4. 核对医嘱,携用物至患者床旁。

5. 辨识患者,向患者及家属解释监测腹内压的目的及过程,并取得同意。

【实施】

1. 协助患者取仰卧位,让其排空膀胱,腹肌应松弛(图 2-130)。

2. 测压管与导尿管相连,经三通装置缓慢注入 25 mL 生理盐水,关闭注液端三通(图 2-131)。

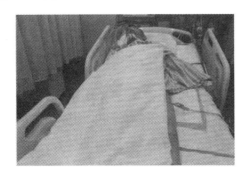

图 2-130　摆放体位

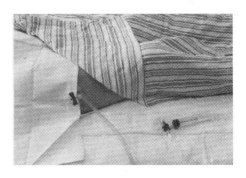

图 2-131　连接装置

3. 连接水压计(图 2-132),零点与腋中线平齐。

4. 打开测压端三通,于水柱停留的位置记录水柱高度,读数即为患者的腹内压(图 2-133)。

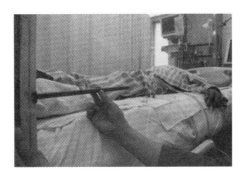

图 2-132　连接水压计

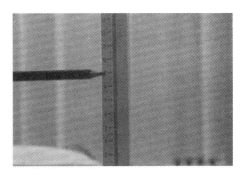

图 2-133　读数

5. 整理床单位,分类处理用物,记录腹内压。

【评价】

1. 腹内压监测后,患者无继发感染。

2. 护士操作规范,监测数据准确,对临床治疗有参考价值。

【健康教育】

1. 指导患者腹内压监测的配合方法。

2. 告知患者腹内压升高的并发症。

3. 指导护士准确掌握测量方法,由专人动态监测(每天至少精确测量两次)以减少人为误差,准确描记变化趋势,及时通知医生并协助诊断和治疗。

【注意事项】

1. 测腹内压时,需反复多次将测压装置与导尿管连接,应做好消毒以防止交叉感染。

2. 生理盐水需要缓慢注入,防止膀胱痉挛。

3. 患者取仰卧位,排空膀胱,腹肌应松弛,防止外来因素导致腹内压升高。

二、使用肠内营养泵的肠内营养技术

肠内营养泵是一种由电脑控制输液的装置,以精确控制肠内营养液的输注速度。

【目的】

1. 准确控制肠内营养液的输注速度。

2. 减少肠内营养并发症的发生。

3. 给予患者足够的营养支持,保证治疗的有效性。

【评估】

1. 评估患者病情变化,是否适合肠内营养支持。

2. 评估患者适合选择何种喂养管路。

3. 评估患者胃肠道功能,选择合适的肠内营养液。

4. 评估病室的温度。

【计划】

1. 护士准备:着装整洁,洗手,戴口罩。

2. 物品准备(图 2-134):肠内营养泵、肠内营养制剂、生理盐水、一次性无菌注射器、无菌治疗盘(弯盘)等。

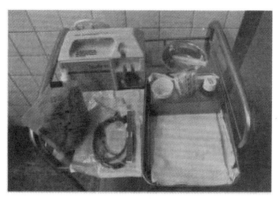

图 2-134　物品准备

3. 环境准备:环境安全、安静,可适当采取遮蔽措施。

4. 核对医嘱,携用物至患者床旁。

5. 辨识患者,向患者及家属解释使用肠内营养泵的目的及过程,并取得同意。

【实施】

1. 连接肠内营养泵(图 2-135)和输注管路,排尽空气,连接电源,打开开关,安装管路。

2. 根据医嘱设定肠内营养泵相关参数(图 2-136),如药液总量、输注速度等,确认肠内营养泵运转正常。

3. 用一次性无菌注射器抽吸生理盐水,冲洗患者肠内营养管,确保肠内营养管通畅后,将肠内营养泵与患者肠内营养管紧密连接。

4. 连接加温装置(图 2-137),确认肠内营养管无挤压。

5. 妥善固定肠内营养泵、加温装置,确保肠内营养泵运转正常。

6. 整理用物,洗手,记录输注时间及滴速。

【评价】

1. 肠内营养泵运转正常。

2. 加温装置有效。

【健康教育】

1. 向患者解释使用肠内营养泵的重要性。

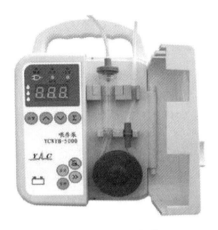

图 2-135　连接肠内营养泵

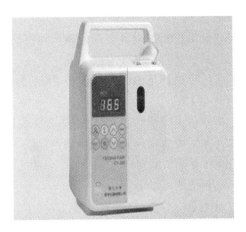

图 2-136　设定肠内营养泵相关参数

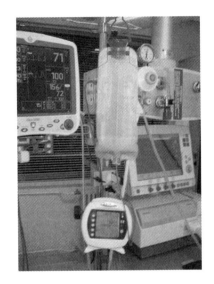

图 2-137　加温装置

2. 向患者介绍使用肠内营养泵的注意事项。

【注意事项】

1. 保证肠内营养泵处于良好备用状态。

2. 正确连接肠内营养泵和肠内营养管,避免管道打折、受压引起输注总量的改变。

3. 妥善固定加温设备,避免烫伤患者。

4. 肠内营养管需每 24 h 更换一次。

第五节　糖尿病患者的监测与护理

末梢血糖监测是糖尿病患者控制病情的重要手段之一,末梢血糖目前在急诊危重患者抢救中也已成为重要的监测目标之一。

【目的】

1．及时、准确地动态观察高血糖的程度及持续时间。

2．及时预防低血糖的发生。

【评估】

1．评估患者进食及用药时间。

2．评估患者血液循环情况和采血部位的皮肤情况。

3．评估仪器设备是否完好。

【计划】

1．护士准备：着装整洁，洗手，戴口罩。

2．物品准备（图 2-138）：血糖仪、试纸、酒精、血糖记录单等。

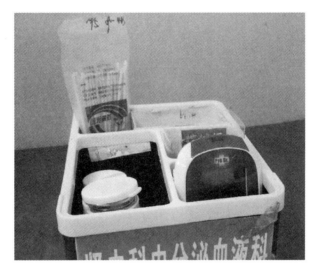

图 2-138 物品准备

3．环境准备：环境安全、安静，可适当采取遮蔽措施。

4．核对医嘱，携用物至患者床旁。

5．辨识患者，向患者及家属解释监测末梢血糖的目的及过程，并取得同意。

【实施】

1．用酒精消毒穿刺部位（图 2-139）。

2．打开血糖仪，取一张试纸插入槽内（图 2-140）。

3．绷紧皮肤，采血针紧贴皮肤按下（图 2-141）。

4．采血时，从掌根向指尖挤，弃去第一滴血液，将第二滴血液置于试纸上指定区域，一次滴（吸）满试纸测试范围（图 2-142）。

5．用棉签按压穿刺部位（图 2-143），时间不少于 10 s。

6．读取测定结果（图 2-144）。

7．整理用物，洗手，记录测量结果。

【评价】

1．测定的血糖值准确，为临床诊断和治疗提供依据。

2．患者无不适主诉。

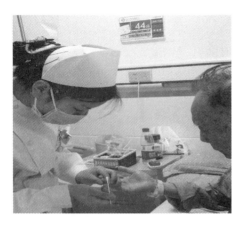

图 2-139　消毒穿刺部位

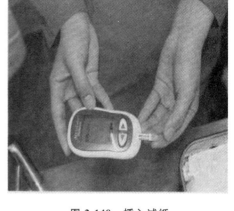

图 2-140　插入试纸

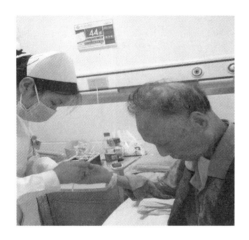

图 2-141　穿刺

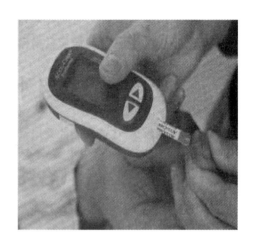

图 2-142　滴(吸)血

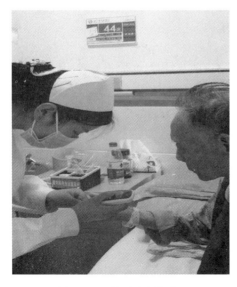

图 2-143　按压穿刺部位

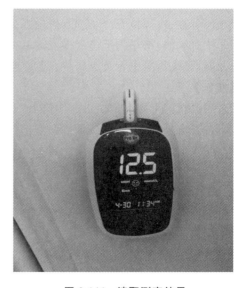

图 2-144　读取测定结果

【健康教育】

1. 向患者解释末梢血糖监测的重要性。

2. 教会患者监测末梢血糖的方法。

【注意事项】

1. 选择符合标准的血糖仪,血糖仪需要定期监测、校准。

2. 采血方法正确,针刺后待血液自然流出,使呈绿豆大小为佳,避免用力挤压和过度按摩,以保证血糖测量的准确性。

3. 血糖试纸需完全插入到位,手不可触及测试区。

4. 不要选择含碘的消毒液,如碘酊、碘伏等,因其会影响测试结果。

(陈洪毅)

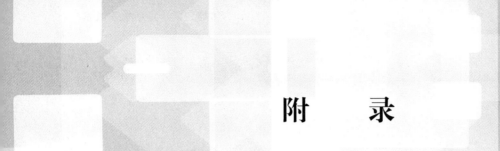

附　　录

附录 A　各项技术评分标准

徒手心肺复苏技术操作考核评分标准

班级：_____　　姓名：_____　　得分：_____

项目	标准分	分解分	技术操作要求	扣分
操作前准备	10	5	仪表端庄，服装整洁(衣、帽、鞋)，修剪指甲	
		5	物品准备：硬木板、纱布、弯盘、踏脚板等	
操作流程	70	5	复苏目标：快速有效恢复猝死患者呼吸循环和意识	
		5	现场安全判断：查看周围环境是否安全	
		5	判断患者意识：呼叫患者，轻拍患者肩部，轻拍重唤，在两侧呼唤"同志，你怎么了？"口述无意识	
		5	判断患者呼吸、颈动脉搏动：观察患者胸部有无起伏，若无起伏表示呼吸停止。判断呼吸的同时，术者食指和中指指尖触及患者气管正中部(相当于喉结的部位)，旁开两指(或向同侧下方滑动 2～3 cm)，至胸锁乳突肌前缘凹陷处。判断时间少于 10 s	
		5	如无意识、呼吸、脉搏，应立即大声呼救，寻求他人帮助(来人啊！救命啊！)。请拨打"120"或通知医生，准备除颤仪，立即进行心肺复苏(步骤 C—A—B)	
		10	胸外(心脏)按压：C ①体位置放：患者取平卧位(外伤患者注意保护颈椎)，检查是否为硬板床，如为软床，胸下需垫按压板，解开衣扣和腰带，暴露胸部，四肢无扭曲，去枕 ②按压部位：胸骨中下 1/3 交界处或剑突上 2 指处；两乳头连线与胸骨交叉点 ③按压手法：一只手手掌根部放于按压部位，另一只手平行重叠于此手背上，手指上翘、并拢，双臂位于患者胸骨的正上方，双肘关节伸直，利用上身重量垂直下压，抬起时患者胸壁充分回弹 ④按压幅度：5～6 cm ⑤按压频率：100～120 次/分 ⑥按压 30 次后执行"A"	

续表

项目	标准分	分解分	技术操作要求	扣分
操作流程	70	10	打开气道:A ①如有呼吸道分泌物,应当清理呼吸道、口鼻部,有义齿的请取下 ②采用仰头举颏法打开气道	
		15	人工呼吸:B 口对口人工呼吸:压额、捏鼻、包口吹气(双唇包绕患者口部形成封闭腔),用力吹气,吹气时间1 s。用眼睛余光观察患者胸廓是否抬起。吹气量500～600 mL。吹毕,松开鼻孔1～2 s,注意观察胸廓复原情况,见胸廓抬起即可。吹两口气后,立即进行胸外按压 使用简易呼吸器:使用E-C手法压紧球囊面罩,观察患者胸廓是否抬起。单手按压气囊到底,送气量500～600 mL,送气时间1 s 2次人工呼吸时间少于10 s	
		10	胸外按压与人工呼吸次数比为30∶2,按照C—A—B程序操作5个循环后,再次判断患者颈动脉搏动及呼吸,如已恢复,进行进一步的生命支持。如颈动脉搏动及呼吸未恢复,继续上述操作5个循环后再次判断 复苏成功,安置患者,协助转院(或)继续抢救,观察患者意识状态、生命体征变化	
操作后	10	5	整理用物	
		5	洗手、记录和签字	
提问和口述	10	5	(1)心肺复苏的有效指征有哪些? ①能摸到大动脉搏动 ②脸颊、口唇、甲床和皮肤色泽转红 ③出现自主呼吸或呼吸改善 ④散大的瞳孔缩小 ⑤眼球活动,睫毛反射与对光反射出现 ⑥ECG有波形改变 ⑦收缩压大于8 kPa(60 mmHg) ⑧肌张力恢复或增高 ⑨神志意识改变	
		5	(2)心肺复苏的注意事项有哪些? ①复苏过程中头后仰,保持气道通畅 ②人工呼吸时送气量不宜过大,以免引起胃胀气 ③确保足够的按压频率和深度,按压尽量不中断 ④按压时肘、肩、腕关节成直线,与患者身体长轴垂直 ⑤放松时让患者胸廓充分回弹,手掌根部不离开患者胸壁	
总分			100	
得分				

心脏电除颤操作考核评分标准

班级：＿＿＿＿＿＿＿＿　姓名：＿＿＿＿＿＿＿＿　得分：＿＿＿＿＿＿＿＿

项目	标准分	分解分	技术操作要求	扣分
操作前准备	15	5	1.衣帽整齐,佩戴胸卡	
		5	2.备齐用物:除颤仪、导电胶、除颤电极片等	
		5	3.患者取仰卧位,暴露胸部	
操作流程	60	5	1.开启除颤仪,打开电源	
		5	2.连接导联,确认心电活动	
		5	3.在电极片上涂上专用导电胶	
		5	4.导联选择开关置于"除颤"位置,选择非同步除颤	
		5	5.选择能量,充电 120～200 J(双相波)或 360 J(单相波)	
		10	6.正确安放电极片,两电极片分开,前电极片位于胸骨上部右锁骨下方,侧电极片位于左下胸乳头左侧(心尖部)	
		5	7.去除患者身上的金属物品及电子产品,确定无人员接触患者	
		10	8.双手压紧电极手柄,两拇指同时按压手柄放电按钮进行除颤	
		5	9.观察患者反应,注意心跳和脉搏变化,选择导联,观察心电活动,如转为窦性心律,表明除颤成功	
		3	10.进行 5 个循环 CPR 后,心律无恢复时,可再次进行电除颤,可加大能量,但不超过 3 次	
		2	11.除颤成功后,将患者身上及电极片上的导电胶擦拭干净。整理后,除颤仪放回原处;进行心电监护,观察患者生命体征及肢体活动情况	
操作后	5	3	1.整理用物	
		2	2.洗手、记录和签字	
提问和口述	20	5	1.操作熟练,手法正确	
		5	2.注意事项(操作完毕后口述): ①如为细颤,除颤前可给予肾上腺素,使之转为粗颤再行电除颤 ②电击时,任何人不得接触患者及病床,以免触电 ③对于洋地黄中毒所致室颤,应从最低能量开始除颤	
		5	3.除颤并发症:心肌损伤、心律失常、急性肺水肿、体循环栓塞	
		5	4.除颤仪的保养: ①清洁前必须关掉电源 ②及时充电,以备急用 ③用干净的软布擦拭机器,禁用腐蚀性物质 ④每次用完需擦净电极片上的导电胶	
总分			100	
得分				

简易呼吸器操作考核评分标准

班级：＿＿＿＿＿＿＿　　姓名：＿＿＿＿＿＿＿　　得分：＿＿＿＿＿＿＿

项目	标准分	分解分	技术操作要求	扣分
操作前准备	15	3	1.仪表端庄,着装整洁	
		10	2.评估: (1)患者有无自主呼吸及呼吸型态,呼吸道是否通畅,有无义齿 (2)患者的意识、脉搏、血压等 (3)解释操作目的,取得患者配合	
		2	3.物品准备:简易呼吸器(气囊、呼吸活瓣、患者适宜的面罩、固定带及衔接管)和氧气装置、纱布,必要时备手套	
操作流程	60	10	1.将简易呼吸器与氧气装置连接,检查连接是否正确、气囊有无漏气	
		8	2.戴手套,清除上呼吸道分泌物及呕吐物,若有义齿应取下,协助患者取适宜体位	
		12	3.打开气道:解开患者衣领、腰带,操作者站于患者的头侧,卸下床挡,双手托起患者下颌,使患者头后仰(必要时用口咽通气管)	
		8	4.戴面罩:在患者口、鼻部扣紧面罩并用 E-C 手法固定,挤压气囊	
		10	5.以每分钟 10～12 次的频率有规律地反复挤压气囊,每次挤压 400～600 mL(挤压气囊,凹陷 1/2 以上)	
		4	6.观察患者胸廓是否有起伏,判断通气量是否合适	
		5	7.观察患者使用呼吸器后呼吸是否改善	
		1	8.停止使用简易呼吸器后,清洁患者口、鼻及面部,脱手套	
		1	9.协助患者取适宜体位,整理床单位和用物	
		1	10.安慰患者,致谢	
操作后	15	10	1.按《消毒技术规范》的要求分类整理使用后的物品	
		5	2.洗手,记录	
提问和口述	10	5	目的: 1.维持和增加机体通气量 2.纠正威胁生命的低氧血症	
		5	注意事项: 1.保持气道通畅,及时清理分泌物 2.使用期间注意观察患者胸廓起伏、双肺呼吸音、脉搏、血氧饱和度及患者的呼吸是否有改善 3.观察胃区是否胀气,避免过多的气体挤压到胃部而影响呼吸的改善 4.密切观察生命体征、神志、面色等变化	
总分			100	
得分				

呼吸机操作考核评分标准

班级：＿＿＿＿＿＿＿＿　姓名：＿＿＿＿＿＿＿＿　得分：＿＿＿＿＿＿＿＿

项目	标准分	分解分	技术操作要求	扣分
操作前准备	17	4	礼仪、仪容：着装整洁,洗手,戴口罩	
		2	评估患者病情、生命体征、意识状态、体重及呼吸状况	
		2	评估患者心理状态：情绪反应、心理需求 【说明】了解患者有无恐惧、焦虑以及特殊需求并做出相应处理	
		2	评估患者配合程度、沟通能力 【说明】根据患者具体情况,选择不同的沟通方式,给予相应的指导和处理	
		1	环境准备：安静、整洁、光线好 【说明】必要时用屏风遮挡	
		1	患者准备：取合适卧位,建立人工气道	
		5	物品准备：呼吸机及其附件、灭菌注射用水、中心供氧装置、呼吸机与供氧装置的接头、插线板、简易呼吸器。无中心供氧装置时备氧气瓶、减压表、扳手 【说明】检查呼吸机性能是否正常,电源电压与呼吸机电压是否一致;连接呼吸机管道及模拟肺,有自检系统的呼吸机进行自检	
操作流程	46	3	将呼吸机推至患者床旁,核对 【说明】核对床头卡,确认患者	
		5	告知患者或家属操作目的,嘱清醒患者及时表达自己的不适 【说明】改善肺通气和换气功能;减少呼吸功耗,预防性治疗呼吸衰竭;改善危及生命的缺氧状况	
		2	接通电源和供氧装置,湿化器内加灭菌注射用水至刻度线	
		2	先打开湿化器开关,再打开空气压缩机开关,最后打开主机开关,再调湿化器温度 【说明】使温度达到 37 ℃	

项目	标准分	分解分	技术操作要求	扣分
操作流程	46	3	根据病情遵医嘱选择呼吸机通气模式,调节各项参数:呼吸频率、潮气量、吸呼比、吸入氧浓度 【说明】完全控制呼吸机通气模式;对于有自主呼吸的患者,一般选择同步间歇指令通气模式。常用参数:呼吸频率 12～20 次/分,潮气量 6～8 mL/kg,吸呼比 1:(1.5～2.0),吸入氧浓度 30%～50%	
		5	调节报警界限,将呼吸机与模拟肺连接,检查呼吸机是否运行良好,确认无误后方可与患者气道连接	
		5	调节管道支架,使储水瓶位于管道的最低位置 【说明】防止积水倒流	
		10	密切观察患者病情,观察患者呼吸与呼吸机是否同步 【说明】出现人机对抗时要改变呼吸机通气模式,必要时遵医嘱使用镇静剂。若呼吸机报警,应及时查明原因并处理	
		8	停用呼吸机时将呼吸机与患者分离,先关湿化器和主机开关,再关空气压缩机开关,将呼吸机与氧气瓶分离,切断电源	
		3	严密观察病情变化	
操作后	16	4	患者:根据病情协助患者取合适体位,整理床单位	
		4	用物:依据《消毒技术规范》和《医疗废物管理条例》做相应处理	
		4	护士:洗手	
		4	填写记录单并签名 【说明】记录呼吸机通气模式、呼吸机各参数,患者的具体反应以及相应的处理过程	
提问和口述	21	1	声音洪亮、表达流畅	
		3	知识点准确	
		1	对患者病情回答准确	
		6	管道连接无误,参数设定正确,患者得到有效治疗	
		4	操作规范、熟练,遵守操作规程	
		4	能与意识清醒的患者进行非语言沟通	
		2	时间 14 min(从携用物至患者床旁开始,至整理完床单位为止) 【说明】每超过 30 s 扣 1 分	
总分			100	
得分				

(蒋露叶)

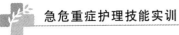
气管插管术操作考核评分标准

班级：_____ 姓名：_____ 得分：_____

项目	标准分	分解分	技术操作要求	扣分
操作前准备	20	3	1.仪表端庄、着装整洁	
		2	2.明确适用范围 (1)各种全麻手术 (2)预防和处理误吸 (3)呼吸功能不全,需接人工呼吸机的患者 (4)心跳呼吸停止,需高级生命支持的患者 (5)上呼吸道狭窄或阻塞等患者	
		10	3.物品准备 (1)气管导管型号选择 (2)检查气囊是否漏气 (3)气管导管塑形满意 (4)充分润滑气管导管 (5)喉镜镜片选择得当 (6)检查喉镜,灯光良好 (7)导引钢丝 (8)牙垫 (9)胶布 (10)听诊器和呼吸气囊 (11)负压吸引装置 (12)注射器等	
		5	准备动作流畅、操作轻柔 相关物品放置有序 准备迅速,不超过 2 min	
操作流程	60	3	1.摆放体位:患者取仰卧位	
		5	2.打开气道:清除口腔内分泌物,头部充分后仰,使口、咽、喉三点成一直线	
		10	3.暴露声门:左手持喉镜柄,右手将患者上下门齿分开,将喉镜沿口腔右侧置入,将舌体推向左侧,即可见到悬雍垂,再继续深入,即可见到会厌,把喉镜向上提起,并挑起会厌,充分暴露声门	

续表

项目	标准分	分解分	技术操作要求	扣分
操作流程	60	10	4.直视下插入气管导管:右手持气管导管,对准声门,插入 3～5 cm,如有管芯,立即拔出,向气囊内注入空气 5～7 mL	
		10	5.确定导管是否在气管内:连接简易呼吸器,挤压气囊,双肺听诊有呼吸音	
		5	6.确定导管在气管后,退出喉镜,放入牙垫,用胶布将气管导管与牙垫固定于面颊	
		5	7.操作时间:从开始插管(打开喉镜)至插管完毕,开始第一次有效通气,整个操作过程不超过 30 s	
		5	8.使用简易呼吸器	
		1	9.气管导管内如有分泌物应及时吸出	
		3	10.气管导管气囊的压力一定要保持在 25 cmH$_2$O 以下,留置气管导管一般不超过 48 h	
		3	11.如果插管失败或不顺利,应立即停止插管,退出喉镜与导管,改为面罩吸氧,1 min 后再尝试	
操作后	10	5	1.按《消毒技术规范》的要求分类整理使用后的物品	
		5	2.洗手,记录	
提问和口述	10	5	禁忌证:对于非急救患者,喉头水肿、急性喉炎、升主动脉瘤等为禁忌证	
		5	注意事项: 1.插管时,尽量使喉部充分暴露,视野清晰,动作轻柔、准确,以防造成损伤 2.动作迅速,勿因缺氧时间过长而致心搏骤停 3.操作者熟练掌握插管技术,尽量减少胃扩张引起的误吸,30 s 内插管未成功应先给予 100% 氧气吸入后再重新尝试 4.导管插入深度合适,太浅易脱出,太深易插入右总支气管,造成仅单侧肺通气,影响通气效果。应妥善固定导管,每班记录导管置入长度 5.评估患者是否存在非计划性拔管的危险因素,如插入深度、导管的固定情况、气囊压力、吸痰管的选择、气道湿化、呼吸机管道支架的固定、患者躁动、心理状况等,及时制订防范计划,并做好交接班	
总分			100	
得分				

气管切开操作考核评分标准

班级：_____　姓名：_____　得分：_____

项目	标准分	分解分	技术操作要求	扣分
操作前准备	20	5	1.衣帽整齐,佩戴胸卡	
		10	2.备齐用物:(1)备好手术器械,包括手术刀、剪刀、气管切开拉钩、止血钳、镊子、吸引器等。(2)按年龄、性别备好气管套管。成年男性一般采用 10 mm 管径套管,成年女性一般采用 9 mm 管径套管	
		5	3.最适体位是仰卧位,肩下垫枕,头后仰,使气管上提并与皮肤接近,便于暴露气管	
操作流程	60	5	1.按外科方法消毒颈部皮肤,病情危急时可不予消毒而立即作紧急气管切开	
		5	2.一般用局麻。以 1% 普鲁卡因或 1% 利多卡因于颈前中线作皮下及筋膜下浸润注射	
		5	3.切口:可采用直切口,自甲状软骨下缘至接近胸骨上窝处,沿颈前正中线切开皮肤及皮下组织至胸骨上窝处,或于环状软骨下缘 3 cm 处取横切口	
		5	4.分离颈前肌层:用止血钳沿颈中线作钝性分离,用拉钩将胸骨舌骨肌、胸骨甲状肌以相等力量向两侧牵拉。为保持气管的正中位置,用手指触摸环状软骨及气管以便手术始终沿颈中线进行	
		5	5.暴露气管:甲状腺峡部覆盖第 2～4 环的气管前壁,若峡部不宽,在其下缘稍行分离,向上牵拉,便能暴露气管;若峡部过宽,可将其切断,缝扎止血,以便暴露气管	
		5	6.确认气管:分离甲状腺后,可透过气管前筋膜隐约看到气管环,并可用手指摸到环状软骨结构。可用注射器穿刺,视有无气体抽出,以免在紧急时把颈侧大血管误认为气管。必要时也可先找到环状软骨,然后向下解剖,寻找并确认气管	
		10	7.切开气管:确定气管后,气管内注入 1% 利多卡因。于第 2～4 环处用刀片自下向上挑开 2 个气管环或∩形切开气管前壁,形成一个舌形瓣。将该舌形瓣与皮下组织缝合固定,以防以后气管套管脱出,或换管时不易找到气管切开的位置而造成窒息	

项目	标准分	分解分	技术操作要求	扣分
操作流程	60	10	8.插入气管套管:用气管扩张器或弯止血钳撑开气管切口,插入已选好的带管芯的套管,立即取出管芯,放入内管。若有分泌物自管口咳出,证实套管确已插入气管。如无分泌物咳出,可将小纸条置于管口,观察其是否随呼吸飘动。如发现套管不在气管内,应拔出套管,套入管芯,重新插入	
		5	9.固定套管:套管板的两外缘,以布带将其牢固地缚于颈部,以防脱出,系带松紧要适度	
		5	10.缝合:若颈部软组织切口过长,可在切口上端缝合1～2针,但不宜缝合过密,以免加剧皮下气肿	
操作后	10	5	1.整理用物	
		5	2.洗手、记录和签名	
提问和口述	10	10	注意事项 1.术前。 ①术前不要过量使用镇静剂,以免加重呼吸抑制。②床旁应备好氧气瓶、吸引器、急救药品、气管切开包等,以及另一气管套管,以备气管套管堵塞或脱出时急用 2.术中。 ①皮肤切口要沿正中线进行,不得高于第2气管环或低于第5气管环。以免损伤颈部两侧大血管及甲状腺,引起大出血。②气管套管要固定牢靠,若太松套管易脱出,若太紧会影响血液循环 3.术后。 ①防止脱管窒息:套管一旦脱出,应立即将患者置于气管切开术的体位,用事先备妥的止血钳等器械在良好照明条件下分开气管切口,将套管重新置入。②保持气管套管通畅:手术初观察出血情况,随时清除套管内、气管内及口腔内分泌物。③维持下呼吸道通畅:湿化空气,室内应保持适当的温度(22℃左右)和湿度(相对湿度90%以上),也可以采用主动湿化(呼吸机湿化罐或雾化器)和被动气道湿化(人工鼻),防止分泌物干结堵管。④防止伤口感染:每天至少更换纱布和消毒伤口一次。经常检查创口周围皮肤有无感染或湿疹 4.防止意外拔管:患者经气管切开术后不能发声,可采用书面、示意图或肢体语言交谈,24 h后切口肿胀减轻,应及时调整,固定系带,必要时行保护性约束,预防意外 5.拔管:如原发病已愈、炎症消退,呼吸道分泌物不多,便可考虑拔管。拔管时间一般在术后1周以后。拔管前先试堵管1～3天,从半堵到全堵管,如无呼吸困难即可拔管。拔管后,用蝶形胶布拉紧伤口两侧皮肤,使其封闭。外敷纱布,每天或隔天换药一次,1周左右即可痊愈。如不愈合,可考虑缝合。拔管后床旁仍需备气管切开包,以便病情反复时急救处理	
总分			100	
得分				

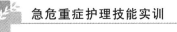

气管切开伤口换药技术操作考核评分标准

班级：_____　　姓名：_____　　得分：_____

项目		标准分	分解分	技术操作要求	扣分
操作前准备		21	5	仪表端庄，服装整洁	
			4	了解患者病情及气管切开伤口周围皮肤状况	
			3	确定患者的活动度和合作能力	
			3	与患者交流时语言规范，态度和蔼	
			3	准备治疗车，洗手、戴口罩	
			3	备齐用物，按使用顺序放置	
操作流程	安全与舒适	10	3	环境安静、清洁、舒适	
			3	核对医嘱，观察患者有无套管脱落迹象	
			4	患者体位正确，注意保暖	
	换药	54	3	推治疗车至患者床旁，做好解释工作	
			4	再次核对，在患者颈部、肩下铺治疗巾	
			5	检查系带松紧度是否合适，无死结	
			6	用生理盐水棉球湿润套管下所垫纱布	
			6	取所垫纱布和处理污染纱布的方法正确，消毒伤口及周围皮肤方法正确	
			5	将无菌纱布剪开2/3	
			5	纱布垫于气管套管下方法正确	
			4	垫纱布动作轻柔，未引起呛咳反应	
			4	操作中随时了解患者耐受情况	
			5	必要时给予吸痰，清理呼吸道	
			4	整理敷料，套管口盖生理盐水浸润纱布	
			3	取出垫于颈部、肩下的治疗巾	
操作后		8	3	妥善安置患者	
			3	用物处理正确	
			2	洗手，记录观察到的患者痰液颜色、性状、量，签名	
评价		7	4	动作轻巧、准确，伤口清洁，敷料平整	
			3	患者无不适感觉	
总分				100	
得分					

（蒋露叶）

心电监护操作考核评分标准

班级：_____　　姓名：_____　　得分：_____

项目	标准分	分解分	技术操作要求	扣分
操作前准备	20	3	着装整洁,洗手,戴口罩	
		2	了解患者病情及目前用药情况,确认操作部位皮肤是否完好	
		2	了解患者情绪反应及心理需求 【说明】有无恐惧、紧张及特殊需求	
		5	配合程度 (1)对心电监护的接受程度;(2)年龄及沟通能力 【说明】给予心理疏导	
		2	用物:中心监护仪、床旁监护仪、弯盘、纱布、电极片、护理记录单、笔等 【说明】检查仪器性能是否良好	
		6	患者:擦净胸前皮肤,取平卧位 【说明】电极片应避开常规心电图导联部位	
操作流程	48	5	携用物至患者床旁,核对患者信息	
		3	告知患者和家属操作目的,取得配合 【说明】指导患者及时表述自己的不适	
		2	检查床旁监护仪各部件是否连接紧密,电源状态置于"关"	
		2	将导联线连接床旁监护仪,开机	
		1	解开患者上衣纽扣,暴露胸部 【说明】避免患者过多暴露	
		2	用电极片上的砂纸摩擦粘贴电极片处皮肤	
		4	将电极片分别贴于左右锁骨中点下缘、左右下腹、胸部	
		5	导联线连接电极片,黑色接左锁骨中点下缘,红色接左下腹,白色接右锁骨中点下缘,绿色接右下腹,棕色接胸部	
		2	更新患者信息(住院号、姓名、入院日期),调节床旁监护仪参数	
		1	选择心电监护导联,一般选择Ⅱ导联进行心电监护	
		3	待心率数值稳定后,调节报警范围上下限,打开报警开关	
		1	查对患者	
		2	心律失常时可自动报警并记录异常心电图,及时报告医生 【说明】口述	
		2	整理用物,协助患者穿衣,整理床单位	
		3	调节中心监护仪,点击患者信息,输入住院号,按接收键	
		2	进行窗口设置	

续表

项目	标准分	分解分	技术操作要求	扣分
操作流程	48	2	如出现异常心电图,按右键冻结打印,停止记录,解除冻结 【说明】口述	
		2	若患者病情平稳,可遵医嘱结束心电监护,向患者做好解释工作	
		1	关机,去除导联线、电极片	
		2	用干纱布擦净粘贴电极片处皮肤	
		1	查对患者	
操作后	8	2	协助患者穿好衣服,整理床单位,协助患者取舒适体位	
		2	依据《消毒技术规范》和《医疗废物管理条例》的具体要求做相应处理	
		2	护士洗手,做好记录	
		2	记录时间,签名 【说明】如患者有传染性疾病,应先消毒再洗手	
提问和口述	10	3	声音洪亮、表达流畅	
		4	知识点准确	
		3	对患者病情回答准确	
	14	3	熟悉机器性能,导联线连接正确	
		2	波形清晰,记录图形中无干扰波	
		5	操作规范、熟练,动作轻柔	
		2	沟通有效,体现人文关怀	
		2	时间 15 min(从将用物携至患者床旁开始,至各部件消毒完为止) 【说明】每超过 30 s 扣 1 分	
总分			100	
得分				

(蒋露叶)

中心静脉导管换药操作考核评分标准

班级:＿＿＿＿＿＿＿＿　　姓名:＿＿＿＿＿＿＿＿　　得分:＿＿＿＿＿＿＿＿

项目	标准分	分解分	技术操作要求	扣分
操作前准备	19	5	着装整洁、洗手、戴口罩	
		2	评估患者穿刺点有无红肿、渗血、渗液、触痛	
		2	评估患者导管有无移动,是否脱出或进入人体内	
		2	评估患者敷贴情况、置管日期、换药日期	
		2	了解患者药物过敏史	

续表

项目	标准分	分解分	技术操作要求	扣分
操作前准备	19	1	环境:安静、整洁、光线好 评估患者的病情、局部皮肤情况、意识状态及配合程度	
		5	用物:75%酒精、0.5%碘伏、卷尺、可来福接头、无菌输液贴、20 mL生理盐水、注射器、10 cm×10 cm透明敷料贴、无菌换药包、弯盘、无菌手套、一次性中单、思乐扣、肝素生理盐水、换药通知单、记录单、笔、洗手液、止血钳、无菌纱布、无菌治疗巾、无菌棉球 【说明】少1项扣1分	
操作流程1	22	2	接到医嘱,转抄治疗单,双人核对	
		2	查对患者 PICC/CVC 维护单,了解导管刻度、穿刺点局部情况及上次维护时间	
		2	核对腕带,向患者或家属解释换药的目的并取得配合	
		2	评估穿刺点和周围皮肤情况以及导管位置,询问患者感受	
		2	以肘窝上10 cm处测量上臂围并核对原始资料	
		2	洗手,戴口罩,备齐用物,携至患者床旁	
		2	再次核对腕带,协助患者移向对侧,患者手臂下垫一次性中单	
		4	暴露换药部位,零角度平行牵拉透明敷料贴,松动透明敷料贴,逆导管方向180°反折,去除敷料贴 【说明】检查导管刻度及穿刺点有无红肿、渗出、疼痛,若发现异常应及时通知护士长或医生处理	
		4	移除思乐扣:拇指稍用力打开思乐扣一侧塑料盖,重复上述步骤,打开对侧塑料盖。从蓝色立柱上小心移开导管。使用酒精棉球浸透固定垫下表面,直至将固定垫从皮肤上移开,向下将有黏性的固定垫折叠起来 【说明】使用思乐扣固定导管	
操作流程2	35	3	再次快速洗手,打开无菌换药包,遵循无菌原则投递无菌物品,取无菌治疗巾时嘱患者抬手,注意要戴无菌手套 【说明】检查无菌物品包装、有效期	
		2	将酒精纱布球和碘伏纱布球放于弯盘内,取无菌纱布包裹正压接头处	
		3	以穿刺点为中心用碘伏螺旋消毒两遍并在穿刺点作稍许停留 【说明】顺时针—逆时针—顺时针消毒	
		3	如用碘酊,需再用酒精清洗穿刺点以外的皮肤 【说明】避开穿刺点和导管,以清洗干净为原则	
		2	范围为上下直径20 cm,左右至臂缘	

续表

项目	标准分	分解分	技术操作要求	扣分
操作流程2	35	4	消毒从穿刺点到正压接头之间的导管 【说明】上面—下面—上面方式共消毒两遍	
		2	操作过程中注意询问患者局部感觉,做好健康教育 【说明】如有异常,应及时处理	
		3	再次核对导管的刻度,判断导管有无移位、脱出,安置思乐扣,脱手套 【说明】安置思乐扣时,先将导管固定于蓝色立柱上,盖住双侧塑料盖再固定	
		3	检查透明敷料贴,待消毒剂干后无张力粘贴 【说明】以穿刺点为中心覆盖体外全部导管,敷料贴边缘盖于延长管位置,不得直接贴在导管上,防止撕破导管	
		2	用长胶布蝶形交叉妥善固定延长下段,贴上更换时间	
		3	预冲正压接头和肝素帽,更换新正压接头和肝素帽,用 20 mL 生理盐水以脉冲方式冲管,用肝素生理盐水正压封管	
		2	撤去无菌治疗巾,再次核对患者信息,告知患者下次维护的时间,做好维护宣教	
		1	整理:协助患者取舒适体位	
		1	用物分类处理 【说明】清洗和消毒可重复使用的用物;医疗垃圾和生活垃圾分开处理	
		1	床单位整洁、舒适	
操作后	11	2	患者了解换药的目的并配合操作	
		2	导管固定良好,管道通畅,置管处皮肤无感染征象	
		2	用物:针对用物的不同种类,依据《消毒技术规范》具体要求做相应处理	
		2	护士:洗手 【说明】如患者有传染性疾病,应先消毒再洗手	
		3	记录时间、内容,签名 【说明】操作过程中患者的具体反应,导管刻度、通畅程度及周围皮肤情况	

续表

项目	标准分	分解分	技术操作要求	扣分
提问和口述	13	1	声音洪亮、表达流畅	
		3	知识点准确	
		1	对患者病情回答准确	
		2	无菌观念强	
		1	体现人文关怀,满足患者身心需要	
		2	手法正确、操作熟练、动作轻巧 【说明】护理不当扣 10 分	
		1	床铺无污染	
		2	时间 10 min(从携用物至患者床旁开始,至整理完床单位为止) 【说明】每超过 30 s 扣 1 分	
总分			100	
得分				

(蒋露叶)

中心静脉压监测操作考核评分标准

班级:＿＿＿＿＿＿　姓名:＿＿＿＿＿＿　得分:＿＿＿＿＿＿

项目	标准分	分解分	技术操作要求	扣分
操作前准备	23	5	着装整洁,洗手,戴口罩	
		2	评估患者病情、年龄、意识状态、生命体征、中心静脉导管固定情况,是否通畅,是否使用呼吸机	
		2	操作部位:颈内静脉、颈外静脉、锁骨下静脉、股静脉 【说明】检查导管的固定情况,是否通畅,局部皮肤和血管情况	
		2	备齐用物,放置合理,检查一次性物品的质量,确定包装完好	
		2	评估患者心理状态、情绪反应、配合程度及沟通能力 【说明】根据配合程度选择不同的沟通方式	
		2	环境:安静、整洁、光线好	
		8	用物:心电监护仪、压力监测模块、导线、测压套件、生理盐水、加压袋、三通、护理记录单等 【说明】少 1 项扣 1 分	

续表

项目	标准分	分解分	技术操作要求	扣分
操作流程	51	2	确认医嘱	
		3	检查仪器设备的完好状态,用物均在有效期内	
		3	携用物至患者床旁,核对	
		3	向患者解释操作的过程及目的	
		3	将压力监测模块放入心电监护仪中,连接导线	
		3	打开测压套件,与生理盐水连接,将生理盐水放入加压袋中,加压150 mmHg 【说明】确认连接紧密,压力足够	
		3	连接三通,排空换能器及三通内的气体,连接中心静脉导管 【说明】检查中心静脉导管,三通连接中心静脉导管最前端	
		3	导线与测压套件中换能器连接 【说明】输送波形到心电监护仪	
		3	协助患者取平卧位	
		3	关闭输液阀门 【说明】避免输液对压力的影响	
		3	将换能器放在零点位置 【说明】零点位置:第四肋间与腋中线交叉处	
		3	打开测压套件靠近患者端的三通,与大气相通,按心电监护仪上"归零"按键 【说明】心电监护仪上显示"0"	
		4	关闭测压套件靠近患者端的三通 【说明】连接紧密,防止空气进入	
		4	有呼吸机者,脱开呼吸机 【说明】根据病情确定是否可以脱开呼吸机	
		3	等待心电监护仪出现相对稳定的数值 【说明】确认波形正确、稳定	
		5	读取数值,记录,设置报警线,开放输液 【说明】正常值:5~12 cmH$_2$O	

项目	标准分	分解分	技术操作要求	扣分
操作后	11	3	协助患者取舒适体位	
		2	用物分类处理 【说明】用物:针对用物的不同种类,依据《消毒技术规范》的具体要求做相应处理	
		2	床单位整洁、舒适	
		2	护士:洗手 【说明】如患者有传染性疾病,应先消毒再洗手	
		2	查对,记录数值	
提问和口述	15	1	声音洪亮、表达流畅	
		5	知识点准确	
		1	对患者病情回答准确	
		2	及时发现并发症并进行处理	
		2	体现人文关怀,满足患者身心需要	
		2	手法正确、操作熟练、动作轻巧 【说明】护理不当扣 10 分	
		2	床铺无污染	
总分			100	
得分				

(蒋露叶)

排痰仪操作考核评分标准

班级:＿＿＿＿＿＿　　姓名:＿＿＿＿＿＿　　得分:＿＿＿＿＿＿

项目	标准分	分解分	技术操作要求	扣分
操作前准备	12	5	着装整洁,洗手,戴口罩	
		1	评估患者病情、年龄、意识状态、生命体征、缺氧程度、痰液的性状,背部或胸部皮肤情况	
		2	操作部位:背部或胸部 【说明】检查胸部和背部皮肤情况	
		2	吸痰指征:患者不能自行咳出痰液	
		1	评估患者心理状态:情绪反应、配合程度	
		1	环境:安静、整洁、光线好	

续表

项目	标准分	分解分	技术操作要求	扣分
操作流程	64	5	用物:排痰仪、叩击头、负压吸引器或负压吸引装置、一次性无菌手套、一次性吸痰管、听诊器、多头电插座、无菌手套、弯盘、卫生纸、医疗垃圾袋、生活垃圾袋等 【说明】少1项扣1分	
		2	认真检查排痰仪的电源电压,确认仪器处于完好状态	
		2	确认吸痰设备的完好状态	
		2	携用物至患者床旁,核对	
		2	向患者或家属解释使用排痰仪的目的	
		2	根据需叩击部位选择合适的叩击头	
		2	将叩击器一端旋进装配头的面板,另一端接上叩击头,罩上叩击罩	
		2	将卫生纸放于患者床头可取之处,并向患者解释说明 【说明】对于不能自行咳痰的患者或有气管插管和气管切开的患者,准备吸痰器或负压吸引装置	
		2	协助患者摆好正确体位(侧卧位)	
		2	连接电源,打开开关	
		2	根据患者病情和体质情况调节振动频率	
		2	设定时间为10~15 min	
		2	仪器开始正常工作 【说明】检查仪器运转情况	
		2	将叩击头抵至患者身上	
		2	进行排痰 【说明】按照从下至上,从外至内的顺序进行振动排痰	
		2	每一位置持续振动1~2 min,1~2 min后移动叩击头,继续振动 【说明】给予患者患侧治疗时,应注意振动位置避开伤口10 cm	
		3	倾听患者不适主诉,在振动过程中,注意观察患者的面色、呼吸是否改善,吸出物的性状、生命体征、血氧饱和度等	
		4	指导患者咳嗽 【说明】不能自行咳嗽的患者进行吸痰,有气管插管和气管切开的患者应两人配合进行吸痰	
		2	如需暂停治疗,向左旋转速度控制旋钮直至暂停即可,计时器将会停止,时间窗上出现"PAUSE"字样	
		2	继续治疗时,向右旋转速度控制旋钮,划过暂停位置直至所要求的速度设定值即可	

续表

项目	标准分	分解分	技术操作要求	扣分
操作流程	64	2	设定时间到	
		2	仪器自动停止振动,然后自动断电	
		3	治疗完毕,进行肺部听诊,评估效果 【说明】口述比较满意的疗效标准为 1.痰液较少 2.病变部位呼吸音改善,无啰音 3.X线胸片示病情有所改善	
		4	查对、记录:排痰仪使用的时间、频率,痰液的性状、量、颜色、血氧饱和度、呼吸音、心率的变化情况	
		3	协助患者取舒适体位	
		2	用物分类处理 【说明】清洗和消毒可重复使用的物品;医疗垃圾和生活垃圾分开处理	
		2	床单位整洁、舒适	
操作后	11	2	患者了解使用排痰仪的目的并配合操作	
		2	患者呼吸道分泌物被有效排出,感觉舒适	
		2	用物:针对用物的不同种类,依据《消毒技术规范》的具体要求做相应处理	
		2	护士:洗手 【说明】如患者有传染性疾病,应先消毒再洗手	
		3	记录:时间、内容、签名 【说明】操作过程中患者的具体反应,痰液的情况	
提问和口述	13	1	声音洪亮、表达流畅	
		3	知识点准确	
		1	对患者病情回答准确	
		2	无菌观念强	
		1	体现人文关怀,满足患者身心需要	
		2	手法正确、操作熟练、动作轻巧 【说明】护理不当扣10分	
		1	床铺无污染	
		2	时间 14 min(从携用物至患者床旁开始至整理床单位完为止) 【说明】每超过 30 s 扣 1 分	
总分			100	
得分				

(蒋露叶)

附录 B 各种核查表

心搏骤停 室颤/无脉性室速核查表

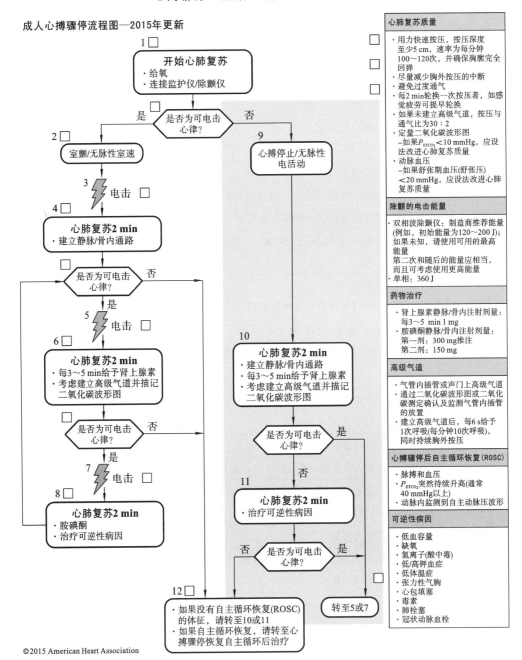

©2015 American Heart Association

心动过缓核查表

有脉性成人心动过缓流程图

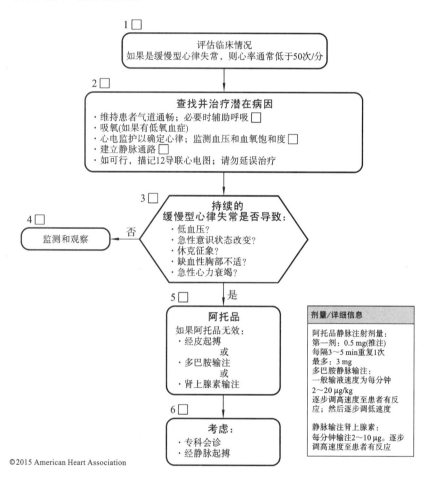

1 ☐
评估临床情况
如果是缓慢型心律失常，则心率通常低于50次/分

2 ☐
查找并治疗潜在病因
· 维持患者气道通畅；必要时辅助呼吸 ☐
· 吸氧(如果有低氧血症)
· 心电监护以确定心律；监测血压和血氧饱和度 ☐
· 建立静脉通路 ☐
· 如可行，描记12导联心电图；请勿延误治疗

3 ☐
持续的
缓慢型心律失常是否导致:
· 低血压?
· 急性意识状态改变?
· 休克征象?
· 缺血性胸部不适?
· 急性心力衰竭?

4 ☐ 否
监测和观察

5 ☐ 是
阿托品
如果阿托品无效:
· 经皮起搏
或
· 多巴胺输注
或
· 肾上腺素输注

6 ☐
考虑:
· 专科会诊
· 经静脉起搏

剂量/详细信息

阿托品静脉注射剂量:
第一剂: 0.5 mg(推注)
每隔3~5 min重复1次
最多: 3 mg
多巴胺静脉输注:
一般输液速度为每分钟
2~20 μg/kg
逐步调高速度至患者有反
应; 然后逐步调低速度

静脉输注肾上腺素:
每分钟输注2~10 μg。逐步
调高速度至患者有反应

©2015 American Heart Association

心动过速核查表

有脉性成人心动过速流程图

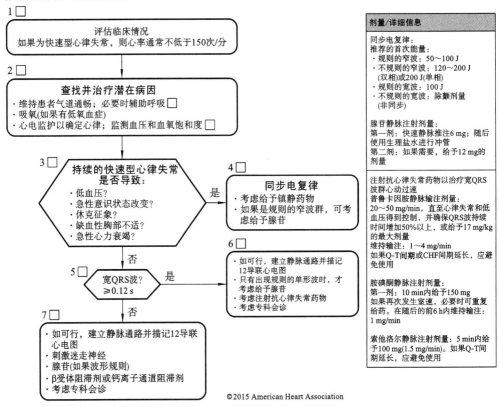

1 □

评估临床情况
如果为快速型心律失常，则心率通常不低于150次/分

2 □

查找并治疗潜在病因
· 维持患者气道通畅；必要时辅助呼吸 □
· 吸氧(如果有低氧血症)
· 心电监护以确定心律；监测血压和血氧饱和度 □

3 □

**持续的快速型心律失常
是否导致：**
· 低血压？
· 急性意识状态改变？
· 休克征象？
· 缺血性胸部不适？
· 急性心力衰竭？

是 →

4 □

同步电复律
· 考虑给予镇静药物
· 如果是规则的窄波群，可考虑给予腺苷

否 ↓

5 □

宽QRS波？
≥0.12 s

是 →

6 □

· 如可行，建立静脉通路并描记12导联心电图
· 只有出现规则的单形波时，才考虑给予腺苷
· 考虑注射抗心律失常药物
· 考虑专科会诊

否 ↓

7 □

· 如可行，建立静脉通路并描记12导联心电图
· 刺激迷走神经
· 腺苷(如果波形规则)
· β受体阻滞剂或钙离子通道阻滞剂
· 考虑专科会诊

©2015 American Heart Association

剂量/详细信息

同步电复律：
推荐的首次能量：
· 规则的窄波：50～100 J
· 不规则的窄波：120～200 J (双相)或200 J(单相)
· 规则的宽波：100 J
· 不规则的宽波：除颤剂量 (非同步)

腺苷静脉注射剂量：
第一剂：快速静脉推注6 mg；随后使用生理盐水进行冲管
第二剂：如果需要，给予12 mg的剂量

注射抗心律失常药物以治疗宽QRS波群心动过速
普鲁卡因胺静脉输注剂量：
20～50 mg/min，直至心律失常和低血压得到控制，并确保QRS波持续时间增加50%以上，或给予17 mg/kg的最大剂量
维持输注：1～4 mg/min
如果Q-T间期或CHF间期延长，应避免使用

胺碘酮静脉注射剂量：
第一剂：10 min内给予150 mg
如果再次发生室速，必要时可重复给药。在随后的前6 h内维持输注：1 mg/min

索他洛尔静脉注射剂量：5 min内给予100 mg(1.5 mg/min)。如果Q-T间期延长，应避免使用

References | 参考文献

[1] 成守珍.ICU临床护理思维与实践[M].北京:人民卫生出版社,2012.

[2] 曾因明.危重病医学[M].北京:人民卫生出版社,2000.

[3] 周秀华.急救护理学[M].北京:人民卫生出版社,2001.

[4] 秦寒枝,谢少清.中心静脉压监测方法的研究现状[J].护理学杂志,2012,27(5):94-96.

[5] 刘大为.危重病医学[M].北京:中国协和医科大学出版社,2000.

[6] 贾灵芝.实用ICU护理手册[M].北京:化学工业出版社,2012.

[7] 朱红,刘经蕾.护理技术操作教程[M].太原:山西科学技术出版社,2004.

[8] 李春燕,刘颖青.危重症护理必备[M].北京:北京大学医学出版社,2012.

[9] 黎维芳,张谦,王文琴,等.紧急气管插管护理配合流程改进的方法与效果[J].护理管理杂志,2012,12(5):352-353.

[10] 徐常丽.370例纤维支气管镜检查的护理对策[J].医学信息,2011,24(9):251.

[11] 韩春玲,王斌全,杨辉.急救护理学[M].北京:人民卫生出版社,2007.

[12] 肖淑红,王建光.静脉留置针U型固定技巧的临床应用和护理[J].护士进修杂志,2012,27(20):1914-1915.

[13] 马胜春,马亭.密闭式吸痰的研究进展[J].护理实践与研究,2010,7(5):101-103.

[14] 杨晓群,陈文萍,吕永花.为脑出血昏迷期患者进行肢体功能锻炼的护理体会[J].中外健康文摘,2012,9(28):307-308.

[15] 曹相原.重症医学教程[M].北京:人民卫生出版社,2014.

[16] 沈洪,刘中民.急诊与灾难医学[M].2版.北京:人民卫生出版社,2013.

[17] 王辰,席修明.危重症医学[M].北京:人民卫生出版社,2012.